ZERO TO THREE
National Center for Infants,
Toddlers, and Families (Hrsg.)

Diagnostische Klassifikation: 0–3

Seelische Gesundheit
und entwicklungsbedingte
Störungen bei Säuglingen
und Kleinkindern

Springer-Verlag Wien GmbH

ZERO TO THREE
National Center for Infants, Toddlers, and Families
Washington, DC, USA

Übersetzung:
Univ.-Prof. Dr. Marguerite Dunitz-Scheer
Univ.-Prof. Dr. Peter J. Scheer
Psychosomatik und Psychotherapie
Abteilung für Allgemeinpädiatrie
Univ.-Klinik für Kinder- und Jugendheilkunde
Graz, Österreich

Die vorliegende Arbeit, ZTT-DC:0–3, ist eine Übersetzung des im Original in den Vereinigten Staaten von Amerika von ZERO TO THREE/National Center for Clinical Infant Programs publizierten diagnostischen Manuals.

Copyright © 1994 ZERO TO THREE/National Center for Clinical Infant Programs,
2000 14th Str. North, Suite 380, Arlington, VA 22201-2500, USA

ZERO TO THREE/National Center for Clinical Infant Programs ist der vormalige Name des derzeitigen ZERO TO THREE/National Center for Infants, Toddlers, and Families

Das Werk ist urheberrechtlich geschützt.
Die dadurch begründeten Rechte, insbesondere die der Übersetzung, des Nachdruckes, der Entnahme von Abbildungen, der Funksendung, der Wiedergabe auf photomechanischem oder ähnlichem Wege und der Speicherung in Datenverarbeitungsanlagen, bleiben, auch bei nur auszugsweiser Verwertung, vorbehalten.

© 1999 Springer-Verlag Wien
Ursprünglich erschienen bei Springer-Verlag Wien New York 1999

Satz: H. Meszarics • Satz & Layout • A-1200 Wien

Gedruckt auf säurefreiem, chlorfrei gebleichtem Papier – TCF
SPIN: 10683127

ISBN 978-3-211-83175-5   ISBN 978-3-7091-6399-3 (eBook)
DOI 10.1007/978-3-7091-6399-3

Zero To Three/National Center for Clinical Infant Programs

ist die einzige US-amerikanische gemeinnützige Gesellschaft, welche sich ausschließlich dem Ziel verpflichtet hat, die seelische, körperliche, geistige und emotionale Entwicklung von Säuglingen, Kleinkindern und ihren Familien zu verbessern.

1977 gegründet, strebt Zero To Three die folgenden Ziele an:

- die Entwicklung einer ganzheitlichen und kulturübergreifenden Zielvorstellung in den ersten drei Lebensjahren des Menschen mitzugestalten und zugleich die Wichtigkeit der Frühintervention und -prävention für die Gesundheit und die Entwicklung in den Vordergrund zu stellen;
- die Aufmerksamkeit auf die Qualität der Beziehungen in den ersten drei Lebensjahren und auf die Erlebniswelt der Kinder innerhalb ihrer Umwelt zu richten;
- ein größeres Verständnis für die Art der Versorgung von Säuglingen, Kleinkindern und ihren Familien zu erreichen;
- und Fortbildung in diesem Fachbereich zu fördern.

Die Übersetzer danken der aktiven übersetzerischen Mitarbeit von Frau cand. phil. Ursula Henning und der unermüdlichen Kommunikationshilfe zwischen den Übersetzern und Zero To Three durch Frau Birgit Fischer sowie Herrn Mag. phil. Ferdinand Sulzer, Frau Mag. jur. Ulrike Doppler und besonders Herrn cand. psych. Markus Wilken, der in der Endkorrektur unermüdlich war, Herrn OA Dr. Osman Ipsiroglu und Frau Dr. Monika Tiefenthaler, Abt. für Intensivmedizin, Neonatologie und Stoffwechselerkrankungen der Univ.-Klinik für Kinder- und Jugendheilkunde, Wien; sowie Herrn und Frau Dr. R. Jobstmann, Graz, für ihre umfassenden Korrekturen.

Vorwort

Das Wissen über die geistige Gesundheit und die Entwicklung von Kleinkindern ist in den vergangenen zwei Jahrzehnten exponentiell gewachsen. Durch systematische Beobachtung, Forschung und klinische Intervention hat sich ein besseres Verständnis für jene Einflüsse entwickelt, die zu adaptiven und maladaptiven Mustern der Entwicklung beitragen und die den individuellen Unterschieden im Kleinkindalter Bedeutung geben. Dieses Wissen hat zu einer gesteigerten Sensibilität für die Wichtigkeit der Vorsorge und der frühen Behandlung zur Schaffung oder Wiederherstellung guter Voraussetzungen für die Entwicklung und die seelische Gesundheit des Kleinkinds geführt. Rechtzeitige Feststellung und genaue Diagnose können die Grundlage für effektive Intervention sein, bevor sich frühe Abweichungen zu Störungen entwickeln.

Das diagnostische System „Diagnostische Klassifikation 0–3". Diagnostische Klassifikation der seelischen Gesundheit und entwicklungsbedingter Störungen der Säuglings- und Kleinkindzeit, kurz „ZTT-DC:0–3" möchte den Bedarf nach einer systematischen, entwicklungsbezogenen Klassifikation seelischer Gesundheits- und Entwicklungsschwierigkeiten in den ersten Lebensjahren decken. Dieses Diagnoseschema ist als Ergänzung der vorhandenen medizinischen und psychologischen Werke gedacht und soll das Verständnis der seelischen Gesundheit und entwicklungsbedingter Probleme der frühesten Lebensjahre erweitern.

Die diagnostische Klassifikation 0–3 kategorisiert emotionale und verhaltensbedingte Muster, die signifikante Abweichungen von der normalen Entwicklung der frühesten Lebensjahre darstellen. Manche der vorgestellten Kategorien stellen neue Beschreibungen von seelischen Gesundheits- und Entwicklungsproblemen dar.

Andere Kategorien beschreiben die frühesten Manifestationen seelischer Gesundheitsprobleme, die bei älteren Kindern und Erwachsenen bereits identifiziert worden sind, jedoch bei Kleinkindern bisher nicht ausreichend beschrieben wurden. Im Kleinkindalter und in der frühen Kindheit können diese Probleme verschiedene Charakteristika haben, und die Prognose kann besser ausfallen, wenn effektive Frühförderung vorgenommen werden kann.

Die diagnostische Klassifikation 0–3 ist das Produkt der multidisziplinären diagnostischen Arbeitsgruppe, die 1987 von ZERO TO THREE/ National Center for Clinical Infant Programs gegründet wurde; einer Organisation, die interdisziplinärer, professioneller Vorreiter im Bereich der Kindesentwicklung und der geistigen Gesundheit des Kleinkindes ist. Zur Arbeitsgruppe zählen führende Ärzte und Forscher aus Kinderzentren der USA, Kanadas und Europas.

Das Ziel der Arbeitsgruppe ist es, Informationen über Kleinkinder mit klinischen Problemen, die diagnostiziert und behandelt wurden, zu sammeln. Während der letzten sechs Jahre hat die Arbeitsgruppe Daten von systematischen Berichten über Kinder aus verschiedenen Zentren gesammelt, die mit Kleinkindern und Familien arbeiten. Die Datensammlung diente als Grundlage für Falldiskussionen und der Identifikation wiederkehrender Muster von Verhaltensproblemen. Als Resultat dieser Diskussionen wurden die beschreibenden Kategorien entwickelt, und jede Kategorie wurde im folgenden durch die Betrachtung neuer Fälle, die die vorangegangene Formulierung in Frage stellten, weiter verfeinert.

Von 1987 bis 1990 formulierten die Mitglieder der Arbeitsgruppe einen ersten Entwurf diagnostischer Kategorien durch Expertenkonsens, wofür sie sich zweimal jährlich in Washington D.C. trafen und ständig mittels Telefon, Fax und Briefen kommunizierten. Im Jahre 1990 vergrößerte sich die Arbeitsgruppe, indem sie Teilnehmer anderer Disziplinen aufnahm, welche halfen, die diagnostischen Kategorien weiter zu verfeinern und neue institutionelle Umfelder einbrachten, aus denen weitere Fallbeschreibungen entstanden. Die Arbeitsgruppe tagt weiterhin und sammelt deskriptive und klinische Daten über kranke Kinder, deren Familien, deren Probleme und Behandlung. Die von der Arbeitsgruppe verwendeten Daten und die Richtlinien zu ihrem Gebrauch sind für Ärzte, die daran interessiert sind, an der fortlaufenden Datensammlung teilzunehmen, erhältlich. Dadurch kann die empirische Basis für eine fortlaufende Verfeinerung dieses Diagnosesystems weiterhin erweitert werden.

Die Arbeitsgruppe des ZERO TO THREE/National Center for Clinical Infant Programs wünscht sich eine rege Kommunikation über die hier vorgestellte diagnostische Klassifikation 0–3 einschließlich von Studien, welche die hier präsentierten Fallstudien unterstützen oder in Frage stellen, und wünscht sich auch die Teilnahme an der Datenerhebung und dem Dialog, um das Klassifikationssystem weiter zu verfeinern und zu revidieren.

Nachrichten bitte an Emily Fenichel, Associate Director, ZERO TO THREE, 2000 14th Street North, Suite 380, Arlington, VA 22201, USA, Fax: (703) 528-6848.

Danksagungen

Die Diagnostische Klassifikation 0–3 ist die Arbeit vieler Menschen mit dem gemeinsamen leidenschaftlichen Bestreben, die Komplexität und Entwicklung der frühen Lebensjahre zu verstehen. Drei Personen wird von der Arbeitsgruppe und von allen, denen dieses Buch hilfreich erscheint, besonders gedankt: dem verstorbenen Gründungsmitglied und früheren Vorstand des Board of the National Center for Clinical Infant Programs, Reginald Lourie, dem verstorbenen Gründungsmitglied und vormaligen Präsidenten des ZERO TO THREE/National Center for Clinical Infant Programs, Sally Provence, und Kathryn Barnard, der vormaligen Präsidentin des Research Facilitation Committee und Präsidentin des ZERO TO THREE/National Center for Clinical Infant Programs. Die Forschung und klinische Tätigkeit der drei Wissenschaftler ist vielfach bekannt, ihre tatkräftige konsequente Unterstützung für die anspruchsvolle Gemeinschaftsarbeit der Arbeitsgruppe von Anbeginn ist nur ein Beispiel aus einer Anzahl von Beiträgen zum Wohle kleiner Kinder und deren Familien.

ZERO TO THREE/National Center for Clinical Infant Programs dankt der A. L. Mailman Foundation für ihre großzügige zeitgerechte Unterstützung zur Veröffentlichung und Verbreitung der Diagnostischen Klassifikation 0–3.

Stanley I. Greenspan, M. D., Vorstand
Serena Wieder, Ph. D., Vizevorstand und Forschungsbeauftragte

Die Arbeitsgruppe ZERO TO THREE/National Center for Clinical Infant Programs

Mitglieder:

Stanley Greenspan, M. D., Vorsitzender
Serena Wieder, Ph. D., Vizevorstand und Forschungsbeauftragte
Kathryn Barnard, Ph. D.
Irene Chatoor, M. D.
Roseanne Clark, Ph. D.
Susan Coates, Ph. D.
Robert Emde, M. D.
Robert Harmon, M. D.
Alicia Liebermann, Ph. D.
Reginald Lourie, M. D., verstorben
Klaus Minde, M. D.
Joy D. Osofsky, Ph. D.
Sally Provence, M. D., verstorben
Chaya Roth, Ph. D.
Bertram Ruttenberg, M. D.
Arnold Sameroff, Ph. D.
Rebecca Shahmoon Shanok, M. S. W., Ph. D
Albert J. Sonit, M. D.
Charles Zenah, M. D.
Barry Zuckerman, M. D.
Mark Applebaum, Ph. D., Forschungsberater

Derzeitige Arbeitsgruppenmitglieder:

Clara Aisenstein, M. D.
Marie Anzalone, Sc. D.
Stephen Benett, M. D.
Susan Berger, Ph. D.
Barbara Dunbar, Ph. D.
Marguerite Dunitz, M. D.
Alice Frankel, M. D.
Eva Gochman, Ph. D.
Peter Gorski, M. D.
Joyce Hopkins, Ph. D.
Peter Scheer, M. D.
Madeline Shalowitz, M. D.
Jean Thomas, M. D.
Sylvia Turner, M. D.
Donna Weston, Ph. D.
Carol Wheeler-Liston, Ph. D.
Molly Romer Witten, Ph. D.

Herausgeber:

Serena Wieder, Ph. D.

Sekretariat:

Emily Fenichel, M. S. W.

Die Arbeitsgruppe dankt allen, die einzelne Treffen besucht haben, für ihre Beiträge und Vorschläge und ebenso den Eltern und Ärzten, die Entwürfe dieses Handbuches überarbeitet haben.

Inhaltsverzeichnis

Einleitung	1
Beobachtung und Diagnose	3
Übersicht des Klassifikationssystems	6
Richtlinien zur Auswahl der passenden Diagnose	8
Aktuelle Forschungsansätze	10
Achse I: Primäre Diagnosen	12
100. Die posttraumatische Streßstörung	12
200. Affektstörungen	15
201. Angststörungen im Säuglings- und Kleinkindalter	16
202. Stimmungsstörung: Verlängerte Trauer/Gramreaktion ...	17
203. Stimmungsstörung: Depression im Säuglingsalter und in der frühen Kindheit	18
204. Gemischte Störung des emotionalen Ausdrucks	19
205. Geschlechtsidentitätsstörung der frühen Kindheit	20
206. Reaktive Bindungsstörung/Deprivation/Vernachlässigung in der frühen Kindheit	24
300. Anpassungsstörung	25
400. Regulationsstörungen	26
401. Typ I: Hypersensitiv	29
402. Typ II: Unterreaktiv	31
403. Typ III: Motorisch desorganisiert, impulsiv	33
404. Typ IV: Andere	34
500. Schlafverhaltensstörung	34
600. Eßverhaltensstörung	34
700. Störungen der Bezogenheit und der Kommunikation ...	36
Multisystemische Entwicklungsstörung	40
701. Muster A	41
702. Muster B	41
703. Muster C	42
Achse II: Klassifikation der Beziehungsstörungen	43
901. Überinvolviert	46
902. Unterinvolviert	47

903. Ängstlich-gespannt	48
904. Zornig-feindselig	49
905. Gemischte Beziehungsstörung	50
906. Mißbrauchende Beziehungsstörung	50
906 a. Verbal mißbrauchend	51
906 b. Körperlich mißbrauchend	51
906 c. Sexuell mißbrauchend	52
Achse III: Medizinische Probleme, Entwicklungsstörungen und Krankheiten	**54**
Achse IV: Psychosoziale Belastungssituation	**55**
Achse V: Funktionell-emotionales Entwicklungsniveau	**59**
Appendix 1: Globale Einschätzungs-Skala der Eltern-Kind-Beziehung (GES-EKB)	**66**
Appendix 2: Die multisystemische Entwicklungsstörung	**69**
Appendix 3: Erklärung des Klassifikationssystems	**74**

Fallbeispiele 85

Für jene Leser, die die Fallbeispiele zuerst unabhängig lesen und diagnostizieren wollen, werden die Fälle hier nicht nach Kategorien identifiziert. Die Leser, die die Fälle nach den Kategorien, die sie darstellen, identifizieren wollen, sollten den Index zu den Achse-I-Diagnosen der Fälle auf Seite 130 verwenden.

Fall 1: Sally	86
Fall 2: Richard	87
Fall 3: Ben	90
Fall 4: Robert	93
Fall 5: Alex	96
Fall 6: Miguel	100
Fall 7: Sarah	102
Fall 8: Max	104
Fall 9: Jimmy	106
Fall 10: Mark	108
Fall 11: Jasmin	110
Fall 12: Julie	112
Fall 13: Collin	114
Fall 14: Steve	118
Fall 15: Suzy	121
Fall 16: Tommy	124
Fall 17: Marvelle	127
Index zu den Achse-I-Diagnosen der Fälle	130

Einleitung

Die Formulierung von Kategorien zur Klassifikation seelischer Gesundheitsprobleme und Entwicklungsstörungen, die sich sehr früh im Leben manifestieren, dient mehreren Zwecken:

- Ein Klassifikationssystem stellt für Ärzte und Forscher eine Möglichkeit dar, ihre Beobachtungen zu strukturieren.
- Ein Klassifikationssystem hilft Ärzten bei der Beurteilung und Formulierung von Empfehlungen zur Intervention und zur weiteren Beobachtung.
- Ein Klassifikationssystem sorgt für eine gemeinsame Sprache, die Ärzte, Therapeuten und Forscher verwenden können, um miteinander zu kommunizieren, systematisch
- Daten zu verschiedenen Störungen zu sammeln, mit der Zeit ein größeres Verständnis der verschiedenen Störungen und Faktoren zu erlangen, die den Verlauf der Störungen beeinflussen, und um auch die Komponenten und die Effektivität der Intervention zu verbessern.
- Ein Klassifikationssystem stellt einen ersten Rahmen dar, an dem weitere Verfeinerungen und Änderungen vorgenommen werden können.

Diskussionen diagnostischer Kategorien können von größtem Nutzen sein, wenn sie eine Herausforderung bei der Identifizierung von Problemstellungen darstellen, welche es im Zusammenhang adaptiven Verhaltens in der kindlichen Entwicklung zu überwinden gilt.

Das Verstehen adaptiver Leistungen und Herausforderungen ist Teil einer notwendigen Basis zur Planung und Durchführung effektiver Intervention. Diagnostische Kategorien sollen nicht dazu herangezogen werden, um ein Kind abzustempeln oder die Aufmerksamkeit von den positiven Leistungen und der menschlichen Fähigkeit, zu lernen und zu wachsen, abzulenken. Diagnostische Kategorien sollen zu größerer Präzision in der Beschreibung der Schwierigkeiten und Fähigkeiten eines Kindes ermutigen. Diese erhöhte Genauigkeit wird potentiell effektivere Interventionsstrategien mit sich bringen.

Es gibt viele mögliche Modelle und Zugänge für die Entwicklung eines Klassifikationssystems. Aus akademischer Sicht müßte ein System symmetrisch ausgerichtet sein. Es könnte beschreibend, ätiologisch orientiert, oder sich auf pathophysiologische Prozesse gründen. In der Geschichte der Medizin jedoch, wo sich das Hauptaugenmerk auf die Beschreibung beobachteter Phänomene richtet, wie sie in der natürlichen Umgebung im Gegensatz zur Laborumgebung vorkommen, läßt sich zeigen, daß Klassifikationssysteme, auf dem Verstehen der Voraussetzungen basierend, asymmetrisch entstanden sind. In der Medizin tendieren Diagnosen zunächst dazu, eine Gruppe von Symptomen oder ein Verhaltensmuster zu beschreiben. Wie sich durch das Verständnis tieferliegender pathophysiologischer Prozesse ergibt, neigen diagnostische Kategorien dazu, funktionaler und eher physiologisch fundiert zu sein. Schließlich, wenn die Ätiologie bekannt ist, wird sie zur Grundlage einer diagnostischen Kategorie gemacht. Diagnosen, wie „Kopfweh" oder „Kreuzschmerzen", könnten beschreibend oder topisch begründet sein, je nachdem, ob Untersuchungsergebnisse vorliegen. Die Streptokokkenangina ist eine ätiologische Diagnose, die nach der Feststellung von Streptokokken – eines bakteriellen Organismus, der dafür bekannt ist, Infektionen zu verursachen, – erstellt werden kann.

Die diagnostischen Kategorien in diesem Handbuch sind nach unserem momentanen Wissensstand beschreibender Natur. In den Kategorien werden Symptome und Verhaltensmuster festgehalten. Manche dieser Kategorien (zum Beispiel solche, die Traumen einschließen) implizieren ätiologische Faktoren; manche, (z. B. Regulationsstörungen) implizieren pathophysiologische Prozesse.

Derzeit kann jedoch nur festgestellt werden, daß es Assoziationen zwischen manchen dieser Symptome und Vorgänge gibt (z. B. zwischen einem traumatischen Ereignis und folgenden Symptomen oder zwischen einem sensorischen und motorischen Muster und nachfolgenden Symptomen). Erst weitere Forschungsergebnisse werden pathophysiologische und/oder ätiologische Verbindungen zwischen diesen beobachteten und beschriebenen Phänomenen nachweisen.

Die Arbeitsgruppe verfolgte ihr Ziel, indem sie eine Reihe verschiedener methodologischer Zugänge in Betracht zog. Da Studien über seelische Gesundheits- und Entwicklungsstörungen im Säuglings- und Kleinkindalter einen neuen Forschungsbereich darstellen, waren Mitglieder der Arbeitsgruppe der Ansicht, daß ein diagnostisches Klassifikationssystem durch den Aufbau einer Datenbank entwickelt werden sollte, in welcher Fälle zur Expertendiskussion zur Verfügung stehen.

Durch den Konsens praktizierender und forschender Experten wurden vorläufige Konzepte formuliert. Es wurden weitere Daten gesammelt und analysiert, was zur Verfeinerung und zu einer Änderung des Systems führte. Dieser Prozeß wird sich fortsetzen, so daß es zu einer Erweiterung der empirischen Basis und einer weiteren Verbesserung des hier vorgestellten diagnostischen Systems kommen wird. Bei jedem wissenschaftlichen Unterfangen, ganz besonders in einem neuen Bereich, gibt es Spannungen, die aus dem Wunsch entstehen, Daten aus systematischer Forschung zu analysieren, noch bevor man Grundkonzepte erstellen kann.

Andererseits entstehen Spannungen aus dem Bedürfnis heraus, geplante Konzepte zu veröffentlichen, so daß sie eine Basis darstellen können, um neue, systematische Daten zu sammeln, was zu einer Verbesserung der

Empirie führen kann. Die Geschichte solcher Versuche reflektiert das Bedürfnis nach ausbalancierter Interaktion zwischen diesen beiden Bestrebungen.

Die Entwicklung der diagnostischen Klassifikation 0–3 stellt einen ersten, wichtigen Schritt dar: eine Kategorisierung von seelischen Gesundheits- und Entwicklungsstörungen der frühen Lebensjahre auf der Grundlage eines Expertenkonsenses. Es ist jedoch in diesem Rahmen nicht beabsichtigt, alle möglichen Zustände und Störungen einzuschließen. Es ist ein erstes Instrument für Ärzte, Therapeuten und Forscher, um sowohl Diagnosen und Behandlung, als auch Kommunikation und weitere Forschung zu ermöglichen. Für rechtliche Fragen und für die Anwendung durch Nichttherapeuten ist es nicht geeignet.

Beobachtung und Diagnose

Viele verschiedene Annahmen und Theorien tragen zu unserem Verständnis von Diagnose und Behandlung bei. Die Annahmen kommen sowohl aus der klinischen Praxis als auch aus der Forschung. Unsere Arbeit basiert auf der Entwicklungspsychologie, Psycho- und Familiendynamik, Beziehungs- und Bindungstheorie, der Verhaltensbeobachtung, den Kind-, Pflegepersonen-Interaktionsmustern, den Temperament- und Regulationsmustern und den individuellen Unterschieden in den verschiedenen Funktionsbereichen kindlicher Entwicklung. Beurteilung und Diagnose müssen immer vom Gedanken geleitet sein, daß Kinder ein Teil von Beziehungen sind. Diese Beziehungen existieren normalerweise innerhalb von Familien; Familien sind ihrerseits Teile größerer Gemeinschaften und Kulturen. Gleichzeitig hat jedes Kind seinen eigenen Entwicklungsverlauf und zeigt individuelle Unterschiede in seinen Mustern der Motorik, Sensorik und Sprache, in seinen kognitiven und affektiven Mustern und in seinen Interaktionsmustern. Trotz der Selbstverständlichkeit dieser Tatsachen ist es schwierig, alle Faktoren gleichzeitig in Betracht zu ziehen. Trotz des ärztlichen Wunsches, eine theoretische Ausgewogenheit zu erreichen, bevorzugen die meisten die eine oder die andere Theorie, den einen oder anderen Zugang oder konzentrieren ihre Aufmerksamkeit auf bestimmte Entwicklungsbereiche oder Aspekte der Pflege. Beispielsweise könnte eine Untersucherin ihr Hauptaugenmerk auf die Projektionen einer Mutter auf sie richten oder auf jene Projektionen, die aus einer früheren Beziehung kommen. Dies kann geschehen, obwohl ärztliche Beurteilung die Konstitutions-Reifemuster des Kindes erkennt, welche zum Teil diese Projektionen der Mutter ausgelöst haben. Ein anderer Untersucher könnte beim selben Kind sich darauf konzentrieren, wie die Überreaktivität des Kindes auf Erlebnisse ein interaktives Muster in Gang setzt, bei dem sich der Elternteil abgestoßen fühlt und zwischen Aufdringlichkeiten und Rückzug schwankt. Ein dritter Untersucher könnte die Beziehung zwischen Kind und Pflegeperson als primär und die Konstitutions-Reifemuster und Familienmuster als zweitrangig betrachten. Andere Ärzte wiederum könnten das Familiensystem oder einen spezifischen Aspekt der Pflegeperson-Kind-Interaktion als das Wichtigste betrachten.

Wenn wir Forschung betreiben, so haben wir zeitweise den Vorteil, einzelne Variablen in einem systematischen Versuch der Determinierung ihrer Zusammenhänge mit einem bestimmten Aspekt ihrer Entwicklung untersuchen zu können. In der klinischen Praxis jedoch muß ein systematischer Zugang umfassend sein. Jedes Kind und jede Familie ist anders. Der Untersucher kann nicht von vornherein wissen, welche Variablen einen wichtigen Einfluß auf die Entwicklung ausüben, oder auf welche Weise und wie die Beziehungen zwischen den Variablen das Kind und die Familie beeinflussen. Jegliche Intervention oder Behandlung sollte auf einem möglichst ganzheitlichen Verständnis für die individuellen Gegebenheiten eines Kindes und seiner Familie beruhen. Es ist jedoch für manche Ärzte üblich, sich auf der einen Seite für umfassende Diagnosen auszusprechen, sich dann andererseits jedoch bevorzugt mit gewissen Variablen bis ins Detail auseinanderzusetzen und anderen Entwicklungseinflüssen nur oberflächliche Aufmerksamkeit zu schenken (z. B. eine Erhebung, die aus einem sechsseitigen Bericht über das Familiensystem besteht und mit nur einem einzigen Satz das kindliche Interaktionsmuster mit der Pflegeperson kategorisiert). Ärzte könnten auch dazu verleitet werden, die Beurteilung des emotionalen Funktionsbereiches zu vermeiden, für welche Theorie und Forschung noch weniger entwickelt sind, oder die einfach Lücken in ihrer eigenen Ausbildung darstellen. Obwohl diese Versuchungen verständlich sind, ist es trotzdem die Verantwortung eines jeden Untersuchers, dem es zufällt, eine Diagnose auszuarbeiten und ein entsprechendes Interventionsprogramm zu entwickeln, alle relevanten Bereiche des kindlichen Daseins in Betracht zu ziehen, wobei er sich am aktuellen Wissensstand zu orientieren hat.

Zu diesen Bereichen gehören:
- Symptome und Verhaltensweisen.
- Entwicklungsgeschichte – vergangenes und momentanes Funktionsniveau in den Bereichen Affekt, Sprache, Wahrnehmung, Motorik, Sensorik, Familie und Interaktion.
- Familienleben, Muster des Zusammenlebens in Kultur und Gemeinschaft.
- Die Eltern als Individuen.
- Pflegeperson-Kleinkind-Beziehung und interaktive Muster.
- Konstitutionell-reifebedingte Charakteristika des Kindes.
- Muster des Affekts, der Sprache, der Wahrnehmung, der Sensorik und der Motorik.

Zusätzlich ist es wichtig, die psychosoziale und die medizinische Krankengeschichte der Familie, den Schwangerschafts- und Geburtsverlauf sowie die momentanen Umweltbedingungen und Stressoren in Betracht zu ziehen. Der Prozeß, in dem sich das Verständnis für die Entwicklung eines jeden Funktionsbereichs vollzieht, bedarf für gewöhnlich mehrerer Untersuchungen. Ein paar Fragen über jeden Bereich an die Eltern oder die Pflegeperson können zur Überprüfung ihren Beitrag leisten, reichen aber nicht für eine komplette Erhebung aus.

Eine vollständige Beurteilung muß mindestens drei bis fünf Sitzungen zu je 45 Minuten umfassen. Sie bezieht die Geschichte und direkte Beobachtung des Verhaltens (z. B. Funktionieren der Familie, elterliche Dynamik, die Pflegeperson-Säuglings-Beziehung und Interaktionsmuster, konstitutionelle Charakteristika der Reife, Sprachmuster sowie Erkenntnis und Affekt) ein, und statuiert eine interaktive Beurteilung des Säuglings, was die Beurteilung sensorischer Reaktivität und Verarbeitung, motorischer Spannkraft und Planung, von Sprache, Wahrnehmung und affektivem Ausdruck umfaßt. Standardisierte Entwicklungsbeurteilungen sollten, falls notwendig, immer auf dem oben beschriebenen klinischen Prozeß aufbauen. Diese Entwicklungsbeurteilungen können angezeigt sein, wenn sie die effektivste Art der Beantwortung spezifischer Fragen darstellen und das Kind über ausreichende interaktive Kapazität verfügt, um die Voraussetzungen des Tests zu erfüllen.

Das Resultat einer solchen Beurteilung sollte zu ersten Vorstellungen über folgendes führen:

1. Die Art der Schwierigkeiten und Stärken des Säuglings oder des Kindes; den Stand der allgemeinen adaptiven Kapazitäten des Kindes; das Funktionieren in wichtigen Bereichen der Entwicklung, was sozial-emotionale Muster, Art von Beziehungen, Fähigkeiten der Wahrnehmung, Sprache, Sensorik und Motorik im Vergleich zu altersentsprechenden Entwicklungsmustern mit einbezieht.
2. Den relativen Anteil der verschiedenen beurteilten Bereiche (Familienbeziehungen, Interaktionsmuster, Konstitutions- Reifemuster, Streß etc.) an den Schwierigkeiten und Kompetenzen des Kindes.
3. Eine umfassende Behandlung oder einen vorbeugenden Interventionsplan, um mit 1. und 2. umgehen zu können. Ein Untersucher, der eine diagnostische Einschätzung durchführt und einen Interventionsplan erstellt, sollte über entsprechende Erfahrung mit der Beurteilung aller oben beschriebenen Funktionsbereiche sowie im Integrieren der Daten seiner Beurteilung in eine geschlossene Formulierung verfügen. Wo nötig, sollten Kollegen mit ausreichendem Wissen über spezifische Funktionsbereiche hinzugezogen werden. Wenn ein ganzes Team für die Beurteilung und Formulierung einer Diagnose und eines Interventionsplans eingesetzt wird, sollte zumindest ein Mitglied über reichliche Erfahrung mit der Integration der Einzelbeobachtungen in ein umfassendes Verständnis der Natur des Problems und der Interventionsarten verfügen.

Ein Teil dieses Sachwissens beinhaltet das Verstehen der Kind-Pflegeperson-Interaktionsmuster und Beziehung zwischen Interaktionsmustern und adaptiven bzw. maladaptiven Emotions- und Entwicklungsmustern. Weiterhin beinhaltet diese Sachkenntnis ein Verständnis davon, wie konstitutionelle und reifebedingte Variationen die individuellen Differenzen der motorischen, sensorischen, sprachlichen und affektiven Muster miteinschließen sowie Säuglings- und Eltern-Interaktionsmuster und damit verbundene adaptive und maladaptive emotionale und entwicklungsbedingte

Muster beeinflussen. Dies bezieht auch ein Verständnis des Einflusses der elterlichen, familiären, kulturellen und gemeinschaftlichen Muster auf die Umgehensweise zwischen Säugling und Pflegeperson sowie damit verbundene Emotions- und Entwicklungsmuster ein. Eine umfassende Beurteilung, wie sie oben beschrieben ist, kann in vielen verschiedenen Untersuchungssituationen durchgeführt werden. Untersuchungen, die nur in gewissen Bereichen der Beurteilung und Intervention kompetent sind, sollte durch weiteres Wissen von Beratern, oder die Ausbildung der vorhandenen Belegschaft erweitert werden.

Auf diese Weise könnten durchaus unterschiedliche Institutionen und Stellen umfassende diagnostische Rahmenbedingungen zur Beurteilung und Intervention mit Säuglingen und Kleinkindern haben.

Übersicht des Klassifikationssystems

Die Diagnostische Klassifikation 0–3, ZTT-DC:0–3, schlägt ein vorläufiges multiaxiales Klassifikationssystem vor. Wir bezeichnen das Klassifikationssystem als vorläufig, weil wir annehmen, daß sich in Zukunft die Kategorien noch ändern könnten, da sich noch mehr Wissen ansammeln wird.

Der diagnostische Rahmen besteht aus den folgenden Achsen:

Achse I: Primäre Klassifikation.
Achse II: Klassifikation der Eltern-Kind-Beziehung.
Achse III: Körperliche, neurologisch entwicklungsbedingte und seelische Gesundheitsstörungen oder Bedingungen (wie in anderen Klassifikationssystemen beschrieben).
Achse IV: Psychosoziale Belastungsfaktoren.
Achse V: Funktionell-emotionales Entwicklungsniveau.

Das System wurde in seinem Aufbau grundsätzlich mit dem bekannten DSM-IV-System kompatibel, entwickelt.

Es ist jedoch nicht beabsichtigt, daß die Achsen der diagnostischen Klassifikation 0–3 (ZTT-DC:0–3) gänzlich deckungsgleich mit anderen Systemen, wie DSM-IV und ICD–10, sind. Grund dafür ist, daß dieses System auf spezifische Themen der Säuglings- und Kleinkindentwicklung konzentriert ist. Dynamische Prozesse wie das Konzept der adaptiven Muster basierend auf Beziehung und Entwicklung (z. B. funktionell-emotionales Entwicklungsniveau), sind deshalb von zentraler Bedeutung.

Die Verwendung dieses diagnostischen Systems verleiht dem Untersucher ein diagnostisches Profil eines Säuglings oder Kleinkindes. Ein solches diagnostisches Profil konzentriert sich sowohl auf die Faktoren, die zu den Schwierigkeiten des Säuglings beitragen, als auch auf die Bereiche, in denen Intervention notwendig sein wird.

Die diagnostische Klassifikation 0–3 beabsichtigt, andere bestehende Modelle zu ergänzen, und will deshalb nicht alle Kategorien für jeden Typ von seelischer Gesundheits- und Entwicklungsstörung neu erstellen. Da viele andere Modelle für die ersten drei bis vier Lebensjahre nicht näher auf seelische Gesundheits- und Entwicklungsprobleme eingehen, verfügen sie auch über keine umfassenden Systeme zur Klassifikation von Problemen dieses frühen Lebensabschnitts.

Das macht teilweise die Pionierleistung dieser Arbeit mit Säuglingen, Kleinkindern und Familien aus. Dieser diagnostische Rahmen beschreibt daher:

1. Typen von Problemen oder Verhaltensweisen, die in anderen Diagnosesystemen keine Erwähnung finden.
2. Die früheste systematische Beschreibung von Problemen und Verhaltensweisen, die in anderen Systemen für etwas ältere Kinder und Erwachsene beschrieben sind. Wo wir die frühere Manifestation von Störungen beschrieben haben, versuchen wir ähnliche Klassifikationstermini, wie in den vorhandenen Systemen, zu gebrauchen.

Da die diagnostische Klassifikation 0–3 den Zweck erfüllen soll, vorhandene Systeme zu ergänzen, sollten sich die Leser auch des diagnostischen und statistischen Handbuches der amerikanischen psychiatrischen Gesellschaft in der 4. Revision (DSM-IV) bedienen, welches eine Reihe seelischer Gesundheitsstörungen beschreibt, die normalerweise zuerst im Säuglingsalter, in der frühen Kindheit und im Jugendalter festgestellt werden.

Wenn eine DSM-IV-Diagnose die präsentierte Schwierigkeit am besten beschreibt, so sollte sie unter Achse I des Systems kodiert werden. Wenn die primäre Diagnose zum Beispiel „Pica" oder „Ruminationsstörung" ist, eine Diagnose, welche nicht im System angeführt ist, dann sollte die DSM-IV-Diagnose unter Achse I als primäre Diagnose aufgeführt werden. Wenn eine DSM-IV-Diagnose mit einer primären Diagnose des ZTT-DC:0–3 Systems in Verbindung steht, sollte sie unter Achse III des ZTT-DC:0–3 Systems angeführt werden. Viele medizinische Störungen von Säuglingen und Kleinkindern schließen auch eine Entwicklungsschwierigkeit mit ein. Solche relevanten, medizinischen Voraussetzungen wären unter Achse III des momentanen Systems einzuordnen; sie sind nicht als Alternativdiagnose anzusehen, sondern als koexistentes Problem. Entsprechende Klassifikationsrahmen, wie z. B. die Internationale Klassifikation von Krankheiten (ICD-9 oder ICD-10 der WHO), sollten zum Zweck dieser Klassifikation herangezogen werden. Ebenso verwenden Erzieher, Logopäden, Ergo- und Physiotherapeuten Klassifikationen, um Entwicklungsdaten zu beschreiben, die mit Kommunikation sowie motorischen und sensorischen Funktionen in Verbindung stehen.

Diese Diagnosen können unter Achse III des Klassifikationssystems kodiert werden. Manche der folgenden diagnostischen Kategorien sind detaillierter beschrieben, manche haben im Gegensatz zu anderen Untergruppen. Bekannte Kategorien (ähnlich den Kategorien, die für ältere Kinder und Erwachsene verwendet werden) werden im allgemeinen kürzer beschrieben. Kategorien, die spezifisch sind für das Säuglingsalter und die frühe Kindheit und/oder auf neueren Erfahrungen oder neuerer Forschung basieren, werden detaillierter beschrieben. Untergruppen gibt es bei manchen Kategorien, um den Fortschritt der Forschung und die Therapie in diesen Bereichen zu unterstützen. Man sollte noch einmal hervorheben, daß sich dieser Klassifikationsversuch, der für den Bereich der klinischen Arbeit mit Säuglingen, Kleinkindern und deren Familien bestimmt ist, verändert und dynamisch wächst.

Richtlinien zur Auswahl der passenden Diagnose

Manche Verhaltensweisen, die man bei Säuglingen und Kleinkindern beobachten kann, kommen bei verschiedenen Kategorien als primäre Störungen auf Achse I vor. Da ein Säugling oder Kleinkind im Vergleich zu einem Erwachsenen nur eine beschränkte Anzahl von Verhaltensmustern oder Reaktionen auf verschiedene Arten von Streß oder Schwierigkeiten hervorbringen kann (z. B. somatische Symptome, Reizbarkeit, Rückzug, Impulsivität, Ängste, Entwicklungsverzögerung), ist ein Überlappen unumgänglich. Die primäre Diagnose sollte die vorrangigsten Charakteristika der Störung widerspiegeln. Um eine Entscheidung zu ermöglichen, welche diagnostische Kategorie für eine bestimmte Kombination von Schwierigkeiten als primär in Betracht gezogen wird, werden die folgenden Richtlinien als Hilfe angeboten. Sie werden dem Untersucher bei der Entscheidung über die Wahl der geeigneten primären Diagnose helfen.

1. Gibt es eindeutige Stressoren, die schwerwiegend genug sind, wie beispielsweise eine bestimmte markante Episode, oder vielfältige wiederholte Traumen, die mit dem gestörten Verhalten oder den Emotionen in Verbindung stehen, so sollte traumatische Streßstörung als erste Möglichkeit in Betracht gezogen werden. Das heißt, daß die Störung ohne diesen Streß nicht vorhanden wäre.

2. Wenn eindeutige konstitutionell- oder reifebedingte sensorische oder motorische Störungen, Verarbeitungsstörungen, Organisations- oder Integrationsstörungen bestehen, die mit den beobachteten unangepaßten Verhaltens- und/oder Emotionsmustern in Zusammenhang stehen – unabhängig von den spezifischen Symptomen –, so sollten Regulationsstörungen als erste Möglichkeit in Betracht gezogen werden.

3. Wenn die vorliegenden Probleme schwach und von relativ kurzer Dauer sind (weniger als vier Monate) und außerdem mit einem eindeutig umgebungsbedingten Ereignis in Zusammenhang stehen, wie z. B., daß die Eltern wieder zum Arbeitsplatz zurückkehren, ein Umzug, eine Veränderung in der Betreuung des Kindes vorliegt, so sollte eine Anpassungsstörung als erste Möglichkeit gewählt werden.

4. Wenn weder eine klare konstitutionell-reifebedingte Verletzbarkeit noch ein schwerwiegendes oder bedeutendes Streßtrauma vorliegen und wenn die Schwierigkeit nicht schwach und von kurzer Dauer ist und nicht mit einem eindeutigen Erlebnis in Zusammenhang steht, dann sollten die Kategorien der Stimmungsstörung und Affektstörung in Betracht gezogen werden.

5. Multiple Entwicklungsstörungen, die Kommunikation und Probleme

des sozialen Kontaktes beinhalten, – sind außergewöhnlich und bedeutend genug, um als eigene Kategorien gelten zu können. Üblicherweise gehören dazu schlechte Anpassung, wie z. B. bei multisystemischen Entwicklungsstörungen oder als Folge einer meistens fortwährenden, seltenen, und akuten Deprivation (in Differentialdiagnose zur traumatischen Streßstörung), wie es bei der reaktiven Bindungsstörung durch Vernachlässigung oder Fehlversorgung im Kleinkindalter der Fall ist. Diesen zwei Störungen sollte eine Vorrangstellung gegenüber den Regulationsstörungen oder den traumatischen Streßstörungen eingeräumt werden. Mit anderen Worten stellen diese zwei Störungen eine Ausnahme dar.

6. Wenn nur in einer bestimmten Situation oder in einer Beziehung zu einer bestimmten Person eine spezifische Störung auftaucht, sollte eine Diagnose der Anpassungsstörung und Beziehungsstörung in Betracht gezogen werden, z. B. wenn ein Kind nur in der Kinderkrippe depressiv ist, oder wenn ein Kind nur in Anwesenheit einer bestimmten Pflegeperson sehr labil ist.

7. Wenn die Schwierigkeit nur in der Beziehung auftritt und es unabhängig von dieser Beziehung keine anderen Symptome gibt, verwende man Achse I (primäre Klassifikation) nicht, sondern verwende Achse II (Beziehungsklassifikation), um die Natur der Schwierigkeit zu bestimmen.

8. Reaktive Bindungsstörung/Vernachlässigung ist inadäquater körperlicher, psychologischer und emotionaler Betreuung vorbehalten. Auffälligkeiten in der Eltern-Kind Beziehung und Bindung des Kindes werden auf der Achse II (Beziehung) erfaßt.

9. Häufig vorkommende Symptome wie Fütterungs- und Schlafstörungen müssen bezüglich ihrer Ursachen untersucht werden: Kommen die Fütterungs- und Eßstörungen z. B. nach einem akuten Trauma vor oder sind sie eine zeitlich begrenzte Reaktion auf einen Umzug oder darauf, daß ein Elternteil wieder arbeiten geht (Anpassungsstörung); oder stehen sie mit einem körperlichen Problem im Zusammenhang, vielleicht sind sie Teil einer chronischen Störung wie der reaktiven Bindungsstörung, der regulatorischen und multisystemischen Entwicklungsstörung, so sind sie eine eigene Kategorie und als solche zu kodieren. Insofern stellt das Klassifikationssystem nicht nur deskriptive Kategorien zur Verfügung.

10. Manchmal besteht eine Vielzahl von einzelnen Auffälligkeiten, die eine Zuordnung zu einer Diagnose verwirrend gestalten. Z. B. kann es passieren, daß Elemente von akutem Streß oder Trauma identifiziert werden, welchen konstitutionelle Verletzlichkeit in der Sinnesverarbeitung oder eine Bewegungsstörung mit Affektstörung und Stimmungsstörung und/oder chronischem Rückzug oder Ausweichen (wie sich bei multisystemischen Entwicklungsstörungen erkennen läßt) zugrunde liegen. In solchen komplexen Situationen sollte der Diagnostizierende versuchen ein Urteil abzugeben, bei dem er die vordringlichsten Charakteristika bzw. die vordringlichste Eigenschaft beachtet und im weiteren den oben beschriebenen Richtlinien folgt.

11. In seltenen Fällen hat ein Kind zwei Diagnosen auf Achse I (z. B.: Schlafstörung und Trennungsangst). In solchen Fällen kann man zwei primäre Diagnosen anführen.

Die unten dargestellten Beispiele illustrieren den Vorgang der Auswahl der primären Diagnose: Ein Kleinkind mit zugrundeliegender Hypersensitivität auf Berührung und Geräusche entwickelt sich angemessen, erleidet jedoch ein Trauma, weil es sich in der Nähe einer Bombenexplosion oder eines Feuers (und dem folgenden sozialen Chaos) befindet. Daraufhin wird es zurückgezogen und ängstlich. Eine Diagnose unter der Kategorie der psychischen Traumastörung wäre zuerst in Betracht zu ziehen, weil die zugrundeliegende konstitutionsbedingte Verletzlichkeit seine Entwicklung, bis sie mit einem schweren psychischen Trauma interagierte, nicht entgleisen ließ. Das zurückgezogene Verhalten ist dem akuten Trauma untergeordnet.

Ein ängstliches und äußerst unruhiges Kleinkind erschrickt jedesmal, wenn es von einem Fremden berührt wird oder einen unerwarteten Lärm in der Nähe hört. Als es von einem Untersucher untersucht wurde, der sich die Zeit nahm, Kontakt und eine angenehme Beziehung aufzubauen, zeigte das Kind keine Zeichen sensorischer Hyperaktivität oder Verarbeitungsschwierigkeiten. In einer solchen Situation scheinen die regulatorischen Probleme der Angst und/oder Furcht untergeordnet. Deshalb würden hier Angststörungen im Kleinkindesalter als erstes in Betracht gezogen werden.

Ein Kind mit ernsthaften Kommunikations- oder Beziehungsschwierigkeiten zeigt ebenso Schwierigkeiten der sensorischen Reaktivität, dem sensorischen Verarbeiten und eine zentrale Bewegungsstörung. Da multisystemische Entwicklungs- und Regulationsstörungen auch Konstitutions- und Reifevarianten aufweisen, würden in diesem nicht ungewöhnlichen Fall die vorrangigen Verhaltenscharakteristika der Störung – wie die Schwierigkeiten mit der Kommunikation und der sozialen Bezogenheit – Vorrangstellung vor den zugrundeliegenden konstitutionellen Symptomen der Regulation haben, das heißt, die tiefgreifende, multisystemische Entwicklungsstörung geht vor der Regulationsstörung.

Die Fallbeispiele am Ende des Klassifikationssystems werden in weiterer Folge den Auswahl- und Argumentationsprozeß beim Auswählen der Diagnose erläutern.

Aktuelle Forschungsansätze

Das Klassifikationssystem, das in diesem Band vorgestellt ist, wird weiterentwickelt. Es wird immer wieder auf Grundlage systematischer Datensammlungen, Analysen und Diskussionen von Fällen ausgefeilt und auf den letzten Stand gebracht.

Die vorläufige Datenanalyse erweist:
- die vorgeschlagenen neuen primären Diagnosekategorien sind den bestehenden DSM-IV-Gruppen signifikant ähnlich;
- die neuen Diagnosekategorien erfassen und differenzieren das Spektrum der vorgestellten Symptome gut;

- daß für Experten eine hohe Verläßlichkeit bei den Diagnosen unter Verwendung der diagnostischen Klassifikation 0–3 festgestellt werden kann.

Ein Formular mit Richtlinien zu seiner Verwendung ist erhältlich. Dieses Formular ist für erfahrene Säuglingsärzte und für Auszubildende unter Aufsicht zur Erfassung der deskriptiven Information und klinischer Eindrücke entworfen, um sicher zu gehen, daß der Untersucher eine umfassende Beurteilung durchgeführt hat.

Diejenigen, die diese Sammlung zu Forschungszwecken verwenden wollen, sollten Emily Fenichel (im deutschen Sprachraum: Marguerite Dunitz-Scheer oder Peter J. Scheer, 8036 Graz-LKH, Österreich, TEL: (43) (316) 385-3759, FAX: -3754, E-Mail: Peter.Scheer@KFUNIGRAZ.AC.AT) bei ZERO TO THREE kontaktieren, um das Protokoll zu erhalten.

Achse I: Primäre Diagnosen

Die primäre Diagnose sollte die vordringlichsten Merkmale der Störung reflektieren. Richtlinien zur Selektion der richtigen Diagnose finden sich auf den Seiten 18–21.

100. Die posttraumatische Streßstörung

Definition: Die posttraumatische Streßstörung beschreibt ein Kontinuum von Symptomen bei Kindern, die Opfer eines einzigen Vorfalls, einer Serie zusammenhängender traumatischer Ereignisse oder chronisch andauernden Stresses wurden.

Dazu könnte die direkte kindliche Erfahrung, Beobachtung oder Konfrontation mit ein oder mehreren Ereignissen gezählt werden, die tatsächlichen oder drohenden Tod beinhalten, oder auch ernstliche Verletzungen für das Kind oder andere Personen oder eine Bedrohung der psychologischen oder physikalischen Integrität des Kindes oder anderer Personen. Das traumatische Ereignis könnte ein plötzliches oder unerwartetes Vorkommnis sein (z. B. Erdbeben, Terroranschlag, Angriff durch ein Tier) eine Reihe zusammenhängender Ereignisse (z. B. wiederholte Luftangriffe) oder eine chronisch andauernde Situation (z. B. ständiges Schlagen, ständiger sexueller Mißbrauch).

Die Symptome des Kindes müssen im Zusammenhang mit dem Trauma, den Wesenszügen des Kindes und der Fähigkeit seiner Pflegeperson verstanden werden, dem Kind durch Vermittlung von Sicherheit und Schutz bei der Problembewältigung zu helfen. In manchen Fällen können sich die von den Kindern berichteten Erinnerungen ändern, was einen Teil ihrer Versuche darstellt, das Trauma zu verarbeiten. Ein geänderter Bericht eines Kindes von einem Trauma zeigt daher nicht notwendigerweise an, daß das Trauma „nur" Einbildung war. Besonders bei schweren Traumen, wie der lebensgefährlichen Verletzung eines Familienmitgliedes, ist es wichtig, sofort zu diagnostizieren und mit Kind und Familie zu arbeiten. In den meisten Fällen werden posttraumatische Streßreaktionen ohne effektive Intervention andauern.

Bei der Erstellung der Diagnose einer posttraumatischen Streßstörung sollte der Untersucher das Vorhandensein eines traumatischen Ereignisses und die unten aufgezählten Phänomene erforschen:

1. Das Wiedererleben eines oder mehrerer traumatischer Erlebnisse, wie es sich durch mindestens einen der folgenden Punkte darlegt:

a. Posttraumatisches Spiel, bedeutet ein Spiel, welches einen Nachvollzug einiger Aspekte des Traumas darstellt, zwanghaft betrieben wird, Unruhe nicht ableiten kann und sehr wörtlich, weniger ausführlich und imaginativ als normalerweise ist. Es wird statt adaptiven spielerischen Nachmachens beobachtet, das heißt, es repräsentiert einen Aspekt des Traumas, entbehrt jedoch andere Charakteristika posttraumatischen Spiels.

Beispiel: Ein Kleinkind, das von einem Hund gebissen wurde, spielt eine Szene, in der es knurrt und brummt und dann plötzlich Angriffe macht. Es gibt keinen Kommentar zu diesem Spiel ab und wiederholt die Szene nur mit geringen Abweichungen. Im Gegensatz dazu steht ein Beispiel von adaptivem Spielnachvollzug, wo ein Kleinkind, vom Hund gebissen, verschiedene Szenen mit furchteinflößenden Hunden spielt, unter verschiedenen Umständen und Schlußsequenzen. Der Inhalt des Spiels ändert sich mit der Zeit.

b. Wiederkehrende Erinnerungen an das Ereignis außerhalb des Spiels – das heißt, wiederholte Feststellungen oder Fragen das Ereignis betreffend, die eine Faszination für das Geschehen oder eine Voreingenommenheit für manche Aspekte des Ereignisses anzeigen. Kummer ist nicht unbedingt offensichtlich.

Beispiel: Ein Kleinkind, das vom Hund gebissen wurde, spricht unentwegt von Hunden und scheint von Hundebildern in Büchern und im Fernsehen angezogen.

c. Wiederholte Alpträume, vor allem, wenn ihr Inhalt ermittelt werden kann und offensichtlich Verbindungen zum Trauma hat.

d. Kummer, wenn das Kind mit Dingen in Kontakt kommt, die es an das Trauma erinnern.

e. Episoden mit objektiven Merkmalen einer Rückblende oder einer Dissoziation – das heißt, Ereignisse werden nachvollzogen ohne Zeichen dafür, woher die Ideen des Nachvollzugs kommen; das Verhalten ist von der Absicht des Kindes abgekoppelt.

Beispiel: Ein Kleinkind, das mit Puppenspiel beschäftigt ist, äußert sich nicht zu Sirenengeheul, das von der Straße zu hören ist, beginnt aber abrupt mit den Puppen eine Kampfszene zu spielen. Dabei ist es an den Rettungswagen erinnert worden, der nach dem Streit seiner Eltern gekommen war.

2. Ein Abstumpfen des Verhaltens eines Kindes oder eine Interferenz mit dem Entwicklungsstand nach einem traumatischen Erlebnis, was durch mindestens einen der nachstehenden Punkte dargelegt wird:

a. wachsender sozialer Rückzug;

b. beschränkte Bandbreite des Affekts;

c. zeitlicher Verlust von vormalig erlernten entwicklungsmäßigen Fähigkeiten, z. B. auf die Toilette gehen, Sprache, Bezugnehmen auf andere;

d. Abnehmen oder Einschränkung des Spielens im Vergleich zu den vortraumatischen Mustern des Kindes.

Merke: Einschränkung des Spielverhaltens schließt posttraumatisches Spiel oder Nachvollzug im Spiel nicht notwendigerweise aus.

3. Symptome gesteigerter Erregung, die nach dem traumatischen Erlebnis vorkommen, wie sich durch mindestens einen der folgenden Punkte feststellen läßt:

a. Alpträume, z. B. Symptome einer Erregungsstörung, bei der das Kind vom Einschlafen weg mit panischem Schreien beginnt, aufgeregte motorische Bewegungen macht, nicht reagiert, untröstlich ist und Zeichen autonomer Erregung aufweist, wie schnelles Atmen, rasenden Puls und Schwitzen. Diese Vorfälle finden normalerweise im ersten Drittel der Nacht statt und dauern ein bis fünf Minuten. Dieser Trauminhalt läßt sich weder zu dem Zeitpunkt des Vorfalls noch am nächsten Tag herausfinden. Im deutschen Sprachraum ist er als Pavor nocturnus bekannt.

b. Schwierigkeiten mit dem Schlafengehen, was sich durch starken Protest zur Schlafenszeit oder durch Schwierigkeiten beim Einschlafen zeigt.

c. Wiederholtes nächtliches Erwachen, das nicht mit Alpträumen oder nächtlichen Angstzuständen in Zusammenhang steht.

d. Signifikante Aufmerksamkeitsschwierigkeiten und verringerte Konzentration.

e. Gesteigerte Wachsamkeit.

f. Übertriebene Schreckreaktionen.

4. Symptome, vor allem Ängste und Aggression, die es vor dem traumatischen Erlebnis nicht gab und die mindestens einen der folgenden Punkte einschließen:

a. Aggression gegen Gleichaltrige, Erwachsene oder Tiere.

b. Trennungsangst.

c. Angst, alleine auf die Toilette zu gehen.

d. Angst vor Dunkelheit.

e. Andere neue Ängste.

f. Pessimismus oder autoaggressives Verhalten, manipulierendes Verhalten (zur Erlangung von Kontrolle), masochistische Aufforderungen (Verhalten, das Mißhandlung provoziert).

g. Sexuelles und aggressives Verhalten, das dem Alter des Kindes nicht angemessen ist.

h. Andere nonverbale Reaktionen, die zur Zeit des Traumas erfahren wurden, was somatische Symptome, motorischen Nachvollzug, Stigmen der Haut, Schmerzen oder das Sichdarstellen einschließt.

i. Andere neue Symptome.

Wenn ein traumatisches Ereignis vorgefallen ist und die oben angeführten

Symptome vorliegen, so hat die Diagnose der posttraumatischen Streßstörung Vorrang vor den anderen Primärdiagnosen.

200. Affektstörungen

Definition: Diese Gruppe von Störungen steht mit der Art affektiver Erfahrungen und dem gestörten Ausdruck von Gefühlen des Säuglings oder Kleinkindes in Zusammenhang.

Zu dieser Gruppe gehören Angststörungen, Stimmungsstörungen, eine gemischte Störung des emotionalen Ausdrucks, kindliche Geschlechtsidentitätsstörung und die reaktive Bindungsstörung. Die Kategorie konzentriert sich auf Erfahrungen des Säuglings und auf Verhaltensweisen, die ein generelles Merkmal der kindlichen Gefühlsentwicklung und Gefühlsäußerung darstellen (und nicht so sehr spezifische für eine Situation oder eine Beziehung sind).

Kleine Kinder mit Affektstörungen zeigen keine schwerwiegenden Entwicklungsverzögerungen oder signifikante konstitutionelle bzw. reifebedingten Abweichungen. Daher stehen Affektstörungen klassifikationsmäßig im Kontrast zu den regulatorischen und multisystemischen Entwicklungsstörungen, da regulatorische Störungen einen deutlichen konstitutionellen und/oder reifebedingten Anteil haben. Multisystemische Störungen haben vielfältige Entwicklungsschwierigkeiten.

Affektstörungen können grundsätzlich auch mit Beziehungsmustern und interaktiven Verhaltensmustern zwischen Kindern und ihren Pflegepersonen in Verbindung stehen. (Achtung: Spezifische Beziehungsmuster werden unter Beziehungsstörungen [Achse II] identifiziert. Diese Achse II-Diagnosen sollten dann verwendet werden, wenn die Beziehungs- oder Interaktionsmuster den Erziehungsstil durch die Hauptpflegeperson des Säuglings oder Kleinkindes dominieren oder charakterisieren). Interaktive Schwierigkeiten sollten – wenn sie sich als Teil einer Affektstörung qualifizieren wollen – nicht nur aus einer bestimmten Beziehung zu einer Pflegeperson hervorgehen, sondern auch mit anderen, allgemeinen affektiven und verhaltensmäßigen Schwierigkeiten des Kindes einhergehen. Dies selbst dann, wenn sie sich zum Teil aus einer bestimmten Beziehung oder einem bestimmten Kontext ergeben. Deshalb muß der Untersuchende, wenn er Affektstörungen feststellt, definieren, ob die Symptome ein allgemeines Merkmal für das Funktionieren des Kindes sind oder ob sie nur für eine Situation oder eine Beziehung spezifisch sind. Es ist wichtig, zu wissen, daß Beziehungs- oder Interaktionsmuster selten eindimensional sind. Das Interagieren und Bezugnehmen von Eltern, anderen Pflegepersonen und Kleinkindern passiert zu verschiedenen Zeitpunkten auf vielerlei komplexe Weise. Eine sonst kompetente Pflegeperson kann sich beispielsweise außerstande sehen, mit speziellen Verhaltensweisen oder temperamentbedingten Neigungen umzugehen, wie z. B. der Bestimmtheit, Abhängigkeit oder Erregbarkeit eines Kindes. Eltern-Kind-Beziehungen können auf verschiedenen Stufen der Entwicklung mit verschiedenen Schwierigkeiten konfrontiert sein, wozu die Auseinandersetzung mit bestimmten, altersspezifischen Bedürfnissen oder entwicklungsbedingten Hürden zählt. In manchen Kind-Pflegeperson-Beziehungen jedoch können Muster, die die kindliche emotionale Entwicklung nicht unterstützen, vorherrschender werden. Zu diesen Mustern können elterliche Über- oder Unterbehütung, Über- oder Unterstimulation, schlechtes Zusammenspiel, Mißinterpretation oder falsches Auffassen der kindlichen Signale oder der funktionell-emotionalen Entwicklungsstufe, ein Manko an Einfühlungsvermögen und ausweichende oder unüberlegte Muster, etc. gehören. Wenn diese Muster anhalten, können sie sich auf die gesamte Entwicklung des Kindes auszuwirken beginnen, selbst wenn das Kind nicht in der bestimmten Beziehung interagiert. Die Diagnose der Affektstörung kann zutreffen, wenn sich ein Problem (wie Ängstlichkeit), das eigentlich für eine spezifische Beziehung charakteristisch ist, auf das allgemeine Funktionieren des Kindes in anderen Bereichen und zusammen mit anderen Menschen auch auswirkt.

201. Angststörungen im Säuglings- und Kleinkindalter

Definition: Eine Diagnose der Angststörung sollte sich auf ein exzessives Ausmaß von Angst oder Furcht des Säuglings oder Kleinkindes gründen, das über die zu erwartenden Reaktionen auf normale entwicklungsbedingte Probleme hinausgeht.

Sie ist durch das Auftreten jedes der unten aufgeführten Punkte charakterisiert:

1. Vielschichtige oder spezifische Ängste.
2. Exzessive Trennungs- oder Fremdenangst.
3. Ereignisse exzessiver Angst oder Panik ohne klaren Auslöser.
4. Exzessive Hemmung oder Einschränkung des Verhaltens aufgrund von Angst. (Liegt starke Einschränkung ohne identifizierbare Angst vor, ziehe man komplexe Störung des emotionalen Ausdrucks in Betracht [204], die unten beschrieben ist.)
5. Starke Angst, die mit einem Manko an Entwicklung grundlegender Ichfunktionen, wie sie im Alter zwischen zwei und vier Jahren zu erwarten sind, in Zusammenhang steht. Zu diesen Funktionen zählen Impulskontrolle, vermehrt stabile Stimmungsregulation, Überprüfen der Wirklichkeit und das Aufkommen eines zusammenhängenden Verständnisses seiner selbst.
6. Erregung des Kindes, unkontrollierbares Weinen oder Schreien, Schlaf- und Eßstörungen, Rücksichtslosigkeit oder andere Manifestationen von Angst im Verhalten des Kindes.

Die Angst muß, um sich als Störung zu qualifizieren, mindestens zwei Wochen lang anhalten und das sonstige Verhaltensrepertoir beeinträchtigen (z. B. soziale Beziehungen, Spielen, Sprechen, Schlafen, Essen etc.).

Wenn ein Untersucher eine Angststörung als Diagnose in Betracht zieht, so sollte er sich die Symptome, deren Dauer und deren Ausmaß in bezug auf deren Störwirkung auf die kindliche Entwicklung ansehen.

Beispiel: Ein Kind mit kognitiver Verzögerung beispielsweise, das im Entwicklungsstand der zu erwarteten Fremdenangst ist, würde das Kriterium nicht erfüllen.

Bei einem Kind mit Entwicklungsverzögerungen kann man dann eine Angststörung diagnostizieren, wenn die Angst/Furcht für die gegebene Situation und seinen Entwicklungsstand unangemessen ist.

Der Untersucher sollte beim Erstellen der Diagnose Angststörung folgendes beachten: Wenn ein bekanntes Trauma (bekannte Traumen) besteht (bestehen), und der Ausbruch der Schwierigkeiten des Kindes dem Trauma folgt, so würde die Diagnose der posttraumatischen Streßstörung die Vorrangstellung im Klassifikationsprozeß einnehmen.

Man sollte im Falle vorherrschender multisystemischer Entwicklungsstörung (MSES) keine Angststörung diagnostizieren. Die MSES würde Vorrangstellung einnehmen.

Wenn die Angst oder Furcht des Kindes auf eine bestimmte Beziehung beschränkt ist, sollte ausschließlich eine Beziehungsstörung überlegt werden.

202. Stimmungsstörung: Verlängerte Trauer/Gramreaktion

Definition: Diese Kategorie beruht auf der Prämisse, daß der Verlust einer primären Pflegeperson, wie beispielsweise eines Elternteiles, fast immer ein ernsthaftes Problem für einen Säugling oder ein Kleinkind darstellt, da die meisten kleinen Kinder weder über die emotionalen noch über die kognitiven Ressourcen verfügen, um mit einem existentiellen Verlust umzugehen.

Außerdem hat ein trauerndes Kind vielleicht eine „andere" trauernde Pflegeperson, die keine Hilfe bieten kann. Die Trauer des Kindes kann sich dadurch vergrößern. Es sollte alles unternommen werden, um die körperliche und emotionale Verfügbarkeit anderer Pflegepersonen für das trauernde Kind zu unterstützen. Alle Trauerreaktionen bedürfen genauer Beobachtung und Intervention, selbst wenn die Symptome kurzlebig sind.

Manifestationen dieses Umstandes können jede Abfolge von Protest, Kummer und Loslösung einschließen.

Diagnostische Kriterien sind:

1. Das Kind kann nach dem abwesenden Elternteil weinen, rufen oder ihn suchen, wobei es die Versuche anderer, es zu trösten, ablehnt.
2. Es kann emotionaler Rückzug begleitet von Lethargie, traurigem Gesichtsausdruck und einem fehlenden Interesse an altersangemessenen Aktivitäten bestehen.

3. Das Eß- und Schlafverhalten kann gestört sein.
4. Es können Regressionen oder Verlust zuvor erreichter Meilensteine der Entwicklung auftreten: Beispielsweise kann ein Kind wieder zu bettnässen beginnen oder wieder wie ein Baby sprechen.
5. Das Kind kann eine eingeschränkte Bandbreite seiner Affekte aufweisen.
6. Abgewandtes Verhalten kann vorkommen. Das kann die Form einer scheinbaren Gleichgültigkeit gegenüber den Erinnerungen an die Pflegeperson, wie Photographien, das Erwähnen des Namens oder selektives „Vergessen", mit offensichtlich fehlendem Erkennen dieser Erinnerungen annehmen.
7. Als Alternative kann das Kind auch extrem sensibel auf jede Erinnerung an die Pflegeperson werden, indem es akute Erregung zeigt, wenn Dinge, die der Pflegeperson gehört haben, von jemand anderem berührt oder fortgenommen werden. Solche Dinge oder Erinnerungen können Quellen des Trostes oder fröhlichen Erinnerns sein, da sich das kleine Kind der Dauerhaftigkeit des Verlusts noch nicht bewußt ist. Ein Kind könnte außerdem durch starke Emotion auf jedes Thema reagieren, das entfernt mit Trennung oder Verlust in Zusammenhang steht, und sich beispielsweise weigern, Verstecken zu spielen, oder es bricht in Tränen aus, wenn ein Gegenstand im Haushalt von seinem Standort weggenommen wird.

Die Diagnose kann unter Umständen nicht leicht von der posttraumatischen Streßstörung unterschieden werden. Der Untersucher muß auf die Natur der Symptome achten. Bei der posttraumatischen Streßstörung gibt es eine stärkere Tendenz zu ängstlichem Nachvollzug und zu zwanghaften Mustern. Bei der verlängerten Trauer/Gramreaktion gibt es eine stärkere Tendenz zu Depression und Apathie.

203. Stimmungsstörung: Depression im Säuglingsalter und in der frühen Kindheit

Definition: Diese Kategorie gilt für Säuglinge und Kleinkinder, die ein Muster depressiver oder gereizter Stimmung mit verringertem Interesse und/oder verringerter Freude an entwicklungsgemäßen Aktivitäten mit reduzierter Protestkapazität, exzessivem Jammern und einem verringerten Repertoire sozialer Interaktionen und Initiative aufweisen.

Diese Symptome können von Schlaf- und Eßstörungen sowie Gewichtsverlust begleitet werden.

Die Symptome müssen mindestens zwei Wochen lang anhalten.

Wird diese Störung unter der Voraussetzung von signifikantem psychosozialem/umweltbedingtem Entzug beobachtet, so sollte das zur Kenntnis genommen und eine reaktive Bindungsstörung Vernachlässigung im Säuglings- oder Kleinkindalter als Alternativklassifikation in Betracht gezogen werden; vor allem, wenn die Vernachlässigung massiv ist.

Wenn die Störung nicht schwer ist und im Kontext zu einem Anpassungsprozess, den das Kind durchläuft, beobachtet wird (z. B.: ein Elternteil kehrt an den Arbeitsplatz zurück), so sollte Anpassungsstörung in Betracht gezogen werden.

Liegt keines dieser Muster vor, so sollte Depression als primäre Störung in Betracht gezogen werden.

204. Gemischte Störung des emotionalen Ausdrucks

Definition: Diese Kategorie sollte auf Säuglinge und Kleinkinder angewendet werden, die ständig Schwierigkeiten im Ausdrücken angemessener Emotionen haben. Ihre Schwierigkeiten werden als Hinweis auf Probleme in ihrer affektiven Entwicklung und mit ihren Erfahrungen gesehen.

Die Störung kann sich in folgenden Punkten manifestieren:

1. Nichtvorhandensein oder beinahe Nichtvorhandensein eines oder mehrerer Affektarten, die der erwarteten Entwicklung entsprechen z. B. Erfreutsein, Nichterfreutsein, Freude, Zorn, Angst, Neugierde, Scham, Traurigkeit, Erregung, Eifersucht, Einfühlungsvermögen, Stolz, etc. Mit eingeschlossen ist das Fehlen von Befürchtungen, Besorgnis oder Ängsten, die in bestimmten Entwicklungsstufen erwartet werden und adaptiven oder schützenden Zielen dienen, beispielsweise Affekte, die als Signal von Angst für Trennung und vor Körperbeschädigung dienen. Es ist wichtig, sich zu erinnern, daß manche Kinder diese erwarteten Ängste zwar erleben, ihnen aber keinen direkten Ausdruck verleihen; sie können stattdessen überaggressiv, rücksichtslos oder übermäßig unabhängig erscheinen.

2. Ein Spektrum an emotionalem Ausdruck, der im Vergleich zu den der Altersnorm angemessenen Erwartungen eingeschränkt ist. Des weiteren kann auffällige affektive Hemmung oder reduzierter Gefühlsausdruck beobachtet werden. Manchmal kann sich verringerter Affekt hauptsächlich durch ein reduziertes Spektrum an erwarteten Verhaltensweisen äußern. Einem Kind mit anhaltend massivem Vermeidungsverhalten kann beispielsweise die Fähigkeit zur Bestimmtheit und Erkundung fehlen; ein Kind, das ständig negativistisch und oppositionell eingestellt ist, kann unfähig zur Kooperation und Mitarbeit sein.

3. Gestörte Intensität des emotionalen Ausdrucks, welche für die Entwicklungsstufe des Kindes unangemessen ist, beispielsweise exzessive Intensität, die für gewöhnlich von schlechter Modulation des affektiven Ausdrucks oder Langeweile und Apathie begleitet ist.

4. Umkehrung des Affekts, oder ein situationsbedingt unpassender Affekt ist z. B. Lachen, wenn zornig.

Diese Diagnose sollte auf das Kind nicht angewendet werden, wenn Angst oder Depression diagnostiziert wurden. Diese Diagnose sollte für Kinder mit verzögerter Entwicklung nur dann gestellt werden, wenn die Störung des affektiven Ausdrucks dem Entwicklungsstand des Kindes nicht angepaßt ist.

205. Geschlechtsidentitätsstörung der frühen Kindheit

Definition: Geschlechtsidentitätsstörung in der Kindheit (GIS) umfaßt eine umschriebene Störung der Selbstwahrnehmung des Kindes in bezug auf sein eigenes Geschlecht, die sich in der sensiblen Phase der Geschlechtsidentitätsentwicklung (etwa zwischen zwei und vier Jahren) manifestiert.

In dieser Phase lernt das Kind erstmals, sich selbst und andere nach dem Geschlecht zu klassifizieren. Kinder mit GIS haben ein tiefgreifendes und anhaltendes Gefühl von fehlendem Wohlbehagen, Angst und/oder dem Gefühl der Unangemessenheit bezüglich ihres eigenen Geschlechts. Das Unbehagen über das eigene Geschlecht ist von dem ebenso starken Wunsch begleitet, dem anderen Geschlecht anzugehören, was sich in Spiel, Phantasie und der Auswahl von Aktivitäten mit Gleichaltrigen und der Bekleidung manifestiert, wie es dem Entwicklungsstand der kindlichen Erfassung von Geschlechts-Stereotypien entspricht.

Die unten angeführten Kriterien entsprechen denen, die im DSM-IV beschrieben sind; sie werden deshalb für das Kleinkindalter angeführt, weil GIS eine neue Kategorie in beiden Systemen ist. Die folgende Beschreibung dieser Störung beinhaltet eine detailliertere Beschreibung der Verhaltensweisen und Haltungen, wie sie bei Kindern mit diesem Problem beobachtet werden.

Die Kriterien sind:

1. Eine starke und anhaltende transgeschlechtliche Identifikation (nicht bloß ein Wunsch nach den erfahrenen kulturellen Vorteilen des anderen Geschlechts), wie sich aus mindestens vier der angeführten Punkte ergeben muß:

a. Dem wiederholt ausgedrückten Wunsch, das andere Geschlecht sein zu wollen, oder dem Bestehen darauf, daß das Kind vom anderen Geschlecht ist.

b. Bei Buben: Vorliebe für weibliche Kleider oder Nachahmung weiblichen Verhaltens; bei Mädchen: das Bestehen auf das Tragen stereotyp maskuliner Kleidung.

c. Starke andauernde Vorliebe für transgeschlechtliche Rollen im Phantasiespiel oder anhaltende Phantasien, das andere Geschlecht zu sein.

d. Den starken Wunsch, an den Spielen und Vergnügungen des anderen Geschlechts teilzunehmen.

e. Starke Vorliebe für Spielgefährten vom anderen Geschlecht.

2. Anhaltendes Unbehagen mit dem eigenen Geschlecht oder ein Gefühl der Fehlplazierung in dieser Geschlechterrolle, was sich durch die folgenden Punkte zeigt:

a. Bei Jungen: Feststellung, daß der Penis oder die Hoden ekelig sind oder schwinden werden, bzw. die Feststellung, daß es besser wäre, keinen Penis zu haben, oder auch ausgesprochene Aversion gegen stereotyp männliches Spielzeug, Spiele und Aktivitäten, welche an die Vorstellung, daß er kein Junge sein will, gebunden sind.

b. Bei Mädchen: Verweigern des Urinierens im Sitzen oder die Feststellung, daß ihr einmal keine Brüste wachsen sollen und daß sie keine Menstruation möchte, oder ausgesprochene Aversion gegen normativ weibliche Kleidung, was an die Vorstellung, daß es kein Mädchen sein will, gebunden ist.

3. Fehlen von körperlichen, medizinischen Störungen, wie z. B. eine angeborene anatomisch bedingte Zwittrigkeit.

Der Erwerb des Begreifens der eigenen Geschlechtlichkeit ist ein Entwicklungsprozeß, der viele Normvarianten hat. Es ist wichtig, GIS sowohl von den folgenden Normvarianten als auch von anderen Störungen, die ähnlich erscheinen mögen, zu unterscheiden.

Differentialdiagnostisch müssen die folgenden Zustände von GIS unterschieden werden:

1. Normale Entwicklungsvarianten: Es ist für zwei- bis dreijährige Kinder nicht ungewöhnlich, sich zu verkleiden und zu spielen, daß sie des anderen Geschlechts sind. Dies manifestiert sich für gewöhnlich bei Kindern, die auf flexible Art Mutter, Vater, Schwester, Bruder, das Baby oder sogar das Familienhaustier imitieren. Wenn das Kind zwanghaft am transgeschlechtlichen Rollenspiel interessiert ist und dieser Zwang anhält, so ist dieses Muster allerdings selbst mit zwei Jahren sehr atypisch.

2. Nonkonformität der Geschlechtsidentität: Kinder, die eine gut etablierte positive Vorstellung ihrer eigenen Geschlechtsidentität haben, können auch gegengeschlechtliche Interessen haben. Ein kleiner Junge kann Interesse am Kochen, Blumenzüchten, Schachspielen oder an Musik entwickeln und andererseits tollendes Spielen ablehnen. Ein kleines Mädchen könnte entdecken, daß es eine bessere Athletin als die meisten Jungen ihres Alters ist, und anfangen, ihre Fähigkeiten in entsprechender Weise auszuüben. Diese Art des Verhaltens stellt Geschlechtsnonkonformität dar und ist nicht vom Ablehnen des eigenen Geschlechts begleitet. Es ist kein pathologisches Phänomen und kann vielmehr als ein höherer Grad von Verhaltensflexibilität und Gesundheit verstanden werden.

3. Bubenhaftigkeit/„Tomboyism": Man muß GIS bei Mädchen von Bubenhaftigkeit differenzieren. Mädchen, die lieber Hosen tragen, wildes tollendes Spielen mögen und Jungen als Spielkameraden vorziehen, kann man als „Wildfang" bezeichnen. Diese Mädchen sind nicht unglücklich über ihre Weiblichkeit und können eine ganze Menge Flexibilität zeigen.

Im Gegensatz dazu haben Mädchen, die solche Verhaltensweisen im Kontext ständig anhaltenden Unbehagens über ihr Geschlecht, ihre sexuelle Anatomie und/oder die Tatsache, zu gegebenem oder jedem Anlaß weibliche Kleider tragen zu müssen, sehr wahrscheinlich Geschlechtsidentitätsprobleme.

4. **Der Wunsch, beiden Geschlechtern anzugehören:** Vor dem Alter von zweieinhalb bis dreieinhalb Jahren, der Zeit, wo Kinder lernen, sich und andere korrekt nach dem Geschlecht zuzuordnen, erfahren sich viele Kinder selbst als fähig, alle Dinge zu tun und zu sein, sowohl männliche als auch weibliche. So können Jungen glauben, daß sie gebären können; kleine Mädchen, daß ihnen ein Penis wachsen kann und sie dabei Mädchen bleiben. Diese Illusionen aufgeben zu müssen, bedeutet einen Verlust.

Manche Kleinkinder, deren Selbstwertgefühl schwach ist, können darunter leiden und haben Verhaltensweisen, die zeigen, daß sie noch immer manche der alten Hoffnungen in sich tragen, von beiderlei Geschlecht zu sein; sie drücken Zorn und Neid gegenüber dem Elternteil, dem Bruder oder der Schwester aus, die diese Hoffnung zerstören möchte. Dieses kann nicht als GIS bezeichnet werden; bei GIS möchte das Kind ein Geschlecht, nämlich das andere, nicht beide.

5. **Kinder mit Intersex:** Intersexualität im eigentlichen (anatomischen) Sinn schließt Hypospadie oder Mikrophallus bei Buben oder eine vergrößerte Klitoris bei Mädchen ein. Diese körperlichen Anomalien können Anlaß zur Verwirrung, das eigene Geschlecht betreffend, geben, entwickeln sich jedoch selten zur GIS.

Jede Störung im Bereich des Geschlechts und der Geschlechtsidentität beeindruckt in ihrer Ausdrucksstärke, ihrer Konsequenz und ihrer Dauer. Die Diagnose kann verläßlich durch Beobachtung, Bericht der Eltern, psychologisches Gutachten oder Interview, je nach Alter und Zugänglichkeit des Kindes, erstellt werden. Bei sehr kleinen Buben zwischen eineinhalb und zwei Jahren kann der Wunsch, ein Mädchen zu sein, verbal oder indirekt durch andauernde Phantasiedarstellung, wie das Anziehen weiblicher Kleider im Spiel, ausgedrückt werden. Jungen mit GIS ziehen sich oft die Kleider ihrer Mutter oder Schwester an; wenn keine Kleider vorhanden sind, können sie mit Handtüchern, T-Shirts, Decken oder Schals improvisieren. Der Junge stellt rigide weibliche Rollen im Spiel dar, und in seine Lieblingsgeschichten und Videokassetten sind weibliche Figuren involviert, wie die kleine Seejungfer, Aschenputtel und Schneewittchen.

Buben mit GIS spielen oft stundenlang mit Barbiepuppen. Auf ähnliche Weise kann der Bub eine Faszination für Schmuck, Kosmetika, Stöckelschuhe, Nagellack und dergleichen zeigen. Wenn diese Jungen älter werden und zu verstehen beginnen, daß die Geschlechtsorgane die Wahrzeichen des Geschlechts sind, sagen viele, daß sie ihren Penis nicht mögen oder gern eine Vagina hätten. Manche weigern sich, im Stehen zu urinieren. Es wurde auch berichtet, daß manche Buben mit extremer GIS versuchen können, ihren Penis abzuschneiden.

Mädchen mit GIS hassen es, Mädchen zu sein, und wünschen sich, Buben zu sein. Sie sind körperlich aktiv, athletisch und haben eine ausgesprochene Vorliebe für Buben als Spielgefährten. Sie weigern sich nicht nur, Kleider zu tragen und tragen stattdessen nur Hosen, sondern verfallen in Zorn und Panik, wenn sie zu einem besonderen Anlaß ein Kleid tragen müssen. Viele bestehen darauf, daß ihnen ihre Mutter Kleider nur aus der Bubenabteilung im Warenhaus kauft. Die meisten schneiden ihr Haar kurz ab; viele nehmen einen geschlechtsneutralen Spitznamen an und bestehen darauf, in öffentlichen Toiletten die Herrentoilette zu benutzen. Das Ablehnen des Urinierens im Sitzen ist verbreitet unter Mädchen mit GIS, wie auch die Feststellung, daß dem Mädchen ein Penis wachsen muß oder daß es will, daß ihm einer wächst, und daß es niemals Babys kriegen will.

Buben mit GIS haben normalerweise ein schüchternes gehemmtes Temperament, das sich besonders in neuen Situationen offenbart. Sie vermeiden ganz typisch wildes Tollen und sind für gewöhnlich körperlich weniger aktiv als gleichaltrige Buben. Manche haben außergewöhnliche Nachahmungsfähigkeiten, was sie besonders gut zu schauspielerischer Darstellung befähigt. Sie sind oft sehr begabt in angewandter Kunst und Musik. Die Mehrheit der Buben hat erhöhte sensorische Reaktivität auf Geruch und Farben; eine Untergruppe hat ähnliche Reaktivität auf Oberflächen und Geräusche. Diese Buben scheinen nicht nur sensibler in ihrer Gesamtwahrnehmung, sondern auch verletzlicher.

Viel weniger ist über die Entwicklung von Mädchen mit GIS bekannt. Sie scheinen mutiger und aktiver als andere Mädchen zu sein. Anders als Buben mit GIS betreiben sie Leistungssport. Trotz ihrer extrovertierten Natur stellt sich unsere klinische Diagnose so dar, daß diese Mädchen ein ebenso hohes Angstniveau wie Buben haben, mit ihrer Angst jedoch anders umgehen.

Buben zeigen mehr Trennungsangst, die meisten haben Angst vor Körperverletzung und eine Vielzahl hat Depressionssymptome. Etwa zwei Drittel sind unsicher gebunden.

Vor kurzem wurde herausgefunden, daß Mädchen und Burschen mit GIS gleich viele Symptome von Verhaltensstörung haben, wie andere Kinder, die in psychiatrische Kliniken überwiesen werden.

Die meisten Leute, die diese Störung beobachtet haben, stellten fest, daß, die Eltern von Kindern mit GIS das transgeschlechtliche Verhalten nicht behindern, sobald die Störung begonnen hat.

Die Geschichte von Buben mit GIS enthüllt immer wieder ein signifikantes Trauma in der Familie während der ersten drei Lebensjahre oder chronische eheliche Auseinandersetzungen. Eine Geschichte mütterlicher Depression und Angststörung sowie väterlicher Sucht, Angst oder Depression liegt in der großen Mehrzahl der Fälle vor. In der sensiblen Periode der kindlichen Entwicklung eines Verständnisses der Geschlechtlichkeit (zwischen zwei und vier Jahren) waren die Mütter als Reaktion auf ein Ereignis, das sie als Trauma erlebten, in einem Familienkontext depressiv, in dem der Vater emotional nicht vorhanden war. Sowohl bei Mädchen als auch Buben findet man gewöhnlich ein bedeutsames Trauma in der Familie und/oder chronische eheliche Spannung durch Streit während der ersten drei Lebensjahre des Kindes.

206. Reaktive Bindungsstörung/Deprivation/ Vernachlässigung in der frühen Kindheit

Definition: Diese Störung wird im Kontext mit nachgewiesener Vernachlässigung oder Verwahrlosung beobachtet. Diese kann sozialer und/oder emotionaler Natur sein.

Sie manifestiert sich mit den folgenden Symptomen:
1. Andauernde elterliche Vernachlässigung oder körperlichen bzw. emotionalen Mißbrauch von solcher Intensität und Dauer, daß das grundlegende Gefühl von Sicherheit, Vertrauen und Zuneigung des Kindes in Frage gestellt wird.
2. Wechsel der Pflegepersonen oder inkonsequente Verfügbarkeit, was die emotionale Bindungsentstehung zu einer individuellen Pflegeperson unmöglich macht; oder
3. Andere umgebungsbedingte Umstände und Situationen, die nicht der Kontrolle der Eltern des Kindes unterliegen, lang andauern und die entsprechende Pflege des Kindes stören und stabile Bindungen verhindern.

Ohne die Anwesenheit stark beschützender (protektiver) Faktoren (z. B. tägliche Besuche der Eltern oder die tägliche alleinige Betreuung durch eine einzige Schwester oder Pflegerin) ist es wahrscheinlich, daß Säuglinge und Kleinkinder bei längeren Spitalsaufenthalten einen Entzug von emotionaler und altersadäquater, angemessener Zufuhr durchmachen, wenn sie verschiedenen oder ständig wechselnden Pflegepersonen ausgesetzt sind. Eine ähnliche emotionale Vernachlässigung entsteht, wenn die Eltern depressiv sind oder Suchtmittel mißbrauchen. Das Kind mit reaktiver Bindungsstörung versagt für gewöhnlich im Initiieren sozialer Interaktionen oder manifestiert ambivalente oder widersprüchliche soziale Interaktionen. Ein Kind kann auch entwicklungsbedingt unangemessene soziale Bezogenheit zeigen, z. B. exzessive Nähe mit Fremden (Distanzlosigkeit), durch die Unfähigkeit, im sozialen Kontext zu diskriminieren. Nicht alle Kinder, die vernachlässigt oder mißhandelt worden sind, zeigen diese Störung im Säuglings-und Kleinkindalter. Bei manchen Kleinkindern scheinen die Folgen früher emotionaler Vernachlässigung erst im Jugendlichenalter oder im jungen Erwachsenenalter symptomatisch zu werden. Dieser Umstand wird später mit dem psychoanalytischen Fachausdruck „Frühstörung" oder „primäre Bindungsstörung" oder „Urvertrauensstörung" bezeichnet. Ein Nachlassen der Symptome folgt für gewöhnlich einer Verbesserung und Stabilisierung der Pflegeumgebung. Diese Störung ist der reaktiven Bindungsstörung in der frühen Kindheit wie sie im DSM-IV beschrieben ist, grundsätzlich ähnlich.

Vor der Erstellung dieser Diagnose sollte der Untersucher andere verwandte Differentialdiagnosen in Betracht ziehen:
Manche Pflegeschwierigkeiten, die sich auf das Kind auswirken, z.B. Überfürsorglichkeit oder Angst der Pflegeperson, werden am besten durch

eine der primären Affektstörungen oder durch eine der entsprechenden Beziehungsklassifikationen beschreiben, die sich mit der Qualität und Interaktionsnatur der Pflegeperson-Kind-Beziehung befassen.

Wenn die Umstände, die die Aufrechterhaltung der Beziehung stören, zeitlich begrenzt oder reaktiv auf starken Streß sind, so ziehe man Anpassungsreaktion oder psychische Traumastörung vor.

Die reaktive Bindungsstörung kann mit Gedeihstörung oder anderen Wachstumsstörungen in Verbindung stehen (die ebenfalls separat als Dystrophie oder Gedeihstörung unter Achse III kodiert werden müssen).

Es ist problematisch, diese Diagnose zu stellen, wenn gleichzeitig schwere oder tiefgreifende Entwicklungsrückstände oder eine multisystemische Entwicklungsstörung vorliegen.

Das diagnostische Profil eines Kindes mit reaktiver Bindungsstörung/ Vernachlässigung kann durch die Beschreibung einer Beziehungsstörung auf Achse II erweitert werden.

300. Anpassungsstörung

Definition: Die Diagnose der Anpassungsstörung sollte für leichte, kurzdauernde, situationsbedingte Störungen, welche im Zusammenhang mit einem an sich atraumatischen Auslöser aufgetreten sind, gewählt werden. Sie kann nicht durch andere Diagnosen erklärt werden und erfüllt die Kriterien der anderen Klassifikationsgruppen nicht.

Der Beginn der Schwierigkeiten muß an ein klar umgebungsbedingtes Ereignis oder eine neueingetretene Veränderung gebunden sein, wie die Rückkehr der Mutter zum Arbeitsplatz, eine Übersiedlung, ein Wechsel in der Tagesbetreuung oder eine Krankheit.

Der Säugling oder das Kleinkind erleidet im Zusammenhang mit seinem Entwicklungsalter, seinen einzigartigen konstitutionellen Charakteristika und Familienumständen eine zeitlich begrenzte, unterschiedlich heftige Reaktion, die Tage oder Wochen andauert, jedoch eine viermonatige Dauer nicht überschreitet. Die Reaktion kann Verhaltenssymptome verschiedenster Art wie Änderungen des Ess-oder Schlafverhaltens, affektive Veränderungen oder andere, ähnlich passagere Symptome beinhalten. Um diese Diagnose zu erstellen, sollte der Untersucher imstande sein, das eindeutig umgebungsbedingte Ereignis und die kurzlebige Natur der Symptome identifizieren zu können. Das Kind kann affektive Symptome (z. B. ist unterwürfig, sachlich oder zurückgezogen) oder Verhaltenssymptome (z. B. geht in Opposition, will nicht ins Bett gehen, hat häufig Wutanfälle oder entwickelt sich rückläufig beim Ausscheidungsverhalten) zeigen.

Die Beschreibung dieser Störung entspricht grundsätzlich und inhaltlich der Anpassungsstörung im DSM-IV, wird hier jedoch spezifischer und für Säuglinge und Kleinkinder relevanter beschrieben. Der Zeitrahmen von vier Monaten spiegelt die relativ kurze Lebensspanne des Kindes unter drei bis vier Jahren wider.

Sowohl das eindeutig umweltbedingte Ereignis als auch die flüchtige Natur der Symptome sind für diese Klassifikation grundlegend. Diese Diagnose sollte nicht erstellt werden, wenn die Symptome durch bestehende familiäre Muster bedingt sind oder das anhaltende Zusammenwirken von konstitutionellen oder motorischen und familiären Mustern vorliegt, oder bei einem schweren Trauma. In diesen Fällen sollten Angst-, Stimmungs-, Regulationsstörungen oder posttraumatische Streßstörung sowie Beziehungsstörungen in Betracht gezogen werden.

400. Regulationsstörungen

Definition: Regulationsstörungen zeigen sich erstmals im Säuglingsalter und in der frühen Kindheit. Sie sind von den Schwierigkeiten des Kleinkinds gekennzeichnet, seine Befindlichkeit, sein Verhalten und seine physiologischen sensorischen, aufmerksamkeitsbezogenen, motorischen oder affektiven Prozesse zu regulieren und einen ruhigen, aufmerksamen oder affektiv positiven Zustand zu organisieren.

Die unten angeführte Klassifikation schlägt vier Typen der Regulationsstörung vor. Die operationalisierte Definition für jeden Typ umfaßt ein unterscheidbares Verhaltensmuster, das mit einer sensorischen, sensorisch-motorischen oder einer geistig-organisatorischen Verarbeitungsschwierigkeit gekoppelt ist, was die tägliche Adaption und Interaktionsbeziehungen beeinflußt.

Schlecht organisierte oder modulierte Reaktionen können sich in den folgenden Bereichen zeigen:

1. Das physiologische Repertoire oder die Homöostase ist gestört (z. B. unregelmäßiges Atmen, Erschrecken, Schluckauf, Würgen).
2. Die grobmotorische Aktivität ist gestört (z. B. motorische Desorganisation, ruckartige Bewegungen, ständiges Bewegen).
3. Die feinmotorische Aktivität ist gestört (z. B. schlecht differenzierte oder dürftige, ruckartige oder schlaffe Bewegung).
4. Die Konzentration und die Aufmerksamkeit sind gestört (z. B. „getriebenes" Verhalten, Unfähigkeit, sich zu beruhigen oder umgekehrt, Besessenheit von kleinen Details).
5. Dem Gefühlsausdruck, der die vorherrschende Stimmungslage mit einschließt (z. B. ernüchtert, deprimiert oder fröhlich); der Bandbreite des Affekts (z. B. weit oder eingeschränkt); dem Grad der ausgedrückten Modulation (z. B. das Kleinkind wechselt abrupt von völlig ruhigem Zustand zu Gebrüll) und der Kapazität, Gefühle in Beziehungen und Interaktionen mit anderen zu verwenden (z. B. vermeidende, negative, klammernde oder fordernde Verhaltensmuster).
6. Individuelle Temperament- und Verhaltensstörungen (z. B. aggressives oder impulsives Verhalten).
7. Gestörte Schlaf-, Eß- oder Eliminationsgewohnheiten (Biorhythmen).

8. Sprachschwierigkeiten (rezeptiv und expressiv) und kognitive Schwierigkeiten.

Regulatorische Probleme im Verhalten von Säuglingen und Kleinkindern können Schlaf- oder Fütterungsprobleme, Impulskontrollstörungen, Ängstlichkeit und Angst, Schwierigkeiten mit dem Sprechen und der Sprachentwicklung und die eingeschränkte Fähigkeit, allein oder mit anderen zu spielen, mit einschließen. Die Eltern klagen unter Umständen darüber, daß das Kind leicht die Fassung verliert, zornig wird und Schwierigkeiten mit der Anpassung an Veränderungen hat. (Da die tägliche Pflegeroutine fortwährend sensorische, motorische und affektive Erfahrungen für den Säugling oder das Kleinkind mit sich bringt, kann der unsensible Umgang mit individuellen Unterschieden und unregelmäßigen Umgebungsbedingungen sowie Veränderungen in der Routine Säuglinge und Kleinkinder mit regulatorischen Störungen und deren Pflegepersonen stark beeinflussen.)

Viele Probleme der Aufmerksamkeit, Gefühle, Sensorik, Impulskontrolle und der Sprache, welche bisher als eigene Schwierigkeiten angesehen wurden, können bei gewissen Kindern Teil einer übergeordneten Regulationsstörung sein. Untersucher haben bisher allgemeine Termini, wie „Integrationsstörung", „übersensibel", „schwieriges Temperament", „reaktiv" oder „vegetativ gestört" benützt, um sensorische, motorische und integrative Muster zu beschreiben, von welchen man annahm, daß sie „konstitutionellen" oder „biologischen" Ursprungs seien. Dabei legten sie jedoch den sensorischen Weg und die motorischen Funktionen, die dabei im Spiel sind, nicht fest. Es gibt in zunehmendem Maße Belege dafür, daß konstitutionelle und frühe reifebedingte Muster zu den Schwierigkeiten solcher Kinder beitragen. Außerdem ist bekannt, daß frühe Pflegemuster einen beträchtlichen Einfluß darauf haben, wie sich konstitutionelle Muster und Entwicklungsmuster entfalten und Teil der Persönlichkeit des Kindes werden können. Da das wissenschaftliche Interesse an dieser Art von Auffälligkeiten zunimmt, ist es wichtig, die Beschreibung der sensorischen, motorischen und integrativen Muster, die man als beteiligt erachtet, zu systematisieren.

Die Diagnose der Regulationsstörung schließt sowohl ein unterscheidbares Verhaltensmuster als auch sensorische, sensorisch-motorische und integrative Verarbeitungsschwierigkeiten ein.

Ist keines der beiden Merkmale vorhanden, so sind wahrscheinlich andere Diagnosen passender:

Ein Kind zum Beispiel, welches reizbar und zurückgezogen ist, nachdem es verlassen wurde, kann Beziehungs- oder Bindungsstörungen zeigen.

Ein Kind, das reizbar und übermäßig reaktiv auf zwischenmenschliche Erfahrungen ist, wobei es keine klar definierten sensorischen, sensorisch-motorischen oder verarbeitungsbedingten Schwierigkeiten gibt, könnte eine Angst- oder Stimmungsstörung aufweisen. Schlaf- oder Eßschwierigkeiten können Symptome einer Regulationsstörung oder Teil einer eigenen diagnostischen Kategorie sein.

Um eine Diagnose der Regulationsstörung bei einem Säugling oder Kleinkind zu erstellen, sollte der Untersucher sowohl eine der sensorischen, sensorisch-motorischen oder verarbeitungsbedingten Schwierigkeiten aus der folgenden Liste als auch mindestens ein Verhaltenssymptom beobachten können.

1. Über- oder Unterreaktivität auf laute, tiefe oder schrille Töne.
2. Über- oder Unterreaktivität auf helles Licht oder neue, auffallende visuelle Eindrücke wie Farben, Formen und komplexe optische Bilder.
3. Taktile Überempfindlichkeit (z.B. Überreaktivität auf Anziehen, Baden, Streicheln der Arme, Beine oder des Rumpfes; das Vermeiden von Berührung „unordentlicher" Oberflächen) und/oder orale Überempfindlichkeit (z.B. Vermeiden bestimmter Speisen aufgrund ihrer taktilen Beschaffenheit).
4. Oral-motorische Schwierigkeiten oder Unkoordiniertheit, was durch schlechten Muskeltonus, Muskelspannkraft, neuromotorische Dysfunktion und/oder taktile Hypersensitivität beeinflußt wird (z.B. Vermeiden bestimmter Speisen aufgrund ihrer Beschaffenheit).
5. Unterreaktivität auf Berührung oder Schmerz.
6. Tiefenwahrnehmungsstörung – das heißt Unter- oder Überreaktivität bei Kindern mit normaler Haltungsreaktion (z.B. Balancereaktion) auf die wechselnden Eindrücke von Bewegung, die in ruckartiger horizontaler oder vertikaler Bewegung involviert ist (z.B. in die Luft geworfen zu werden, „Ringareia" oder Hüpfen).
7. Unter- oder Überreaktivität auf Gerüche.
8. Unter- oder Überreaktivität auf Temperatur.
9. Schlechte Muskelspannkraft und Muskelstabilität, z.B. Hypotonie, Hypertonie, Fixierung der Rumpfstabilität, Fehlen eleganter Bewegungsabläufe.
10. Qualitative Defizite in der Neuropsychomotorik (z.B. Schwierigkeiten der Serialität, die zur Erforschung eines neuen oder komplexen Spielzeugs notwendig sind, in Reihenfolge zu bringen oder ein Klettergerüst zu erklimmen).
11. Qualitative Defizite beim Modulieren motorischer Aktivitäten (welche weder Angst noch interaktiven Schwierigkeiten untergeordnet sind).
12. Qualitative Defizite der Feinmotorik.
13. Qualitative Defizite in der Artikulation (z.B. bei einem achtmonatigen Kind Schwierigkeiten, Töne genau zu imitieren; bei einem Dreijährigen Wortfindungsstörung, also die Schwierigkeit, Wörter zu finden, um eine beabsichtigte oder eine abgeschlossene Handlung zu beschreiben).
14. Qualitative Defizite in der Visomotorik (z.B. für einen Achmonatigen Schwierigkeit, verschiedene Gesichtsausdrücke zu erkennen; bei einem Zweieinhalbjährigen: Schwierigkeit, sich der Richtung zu entsinnen, in die er sich im vertrauten Haus zu wenden hat, wenn er in ein anderes Zimmer gelangen will; für einen Dreieinhalbjährigen: Schwierigkeit,

visuell-räumliche Hinweise zu verwenden, um verschiedene Formen erkennen und kategorisieren zu können).
15. Qualitative Defizite in der Aufmerksamkeit und Konzentration, die weder in Beziehung mit Angst, interaktiven Schwierigkeiten oder klaren audio-verbalen oder visuell-räumlichen Verarbeitungsproblemen stehen.

Typen regulatorischer Störungen

Die vier Typen regulatorischer Störungen, welche im folgenden beschrieben sind, basieren auf den auffälligen Charakteristika des Kindes, was sowohl Verhaltensmuster und emotionale Neigungen als auch motorische und sensorische Muster mit einschließt. Die ersten drei Untergruppen sollen zur Subklassifikation der Störung verwendet werden, wenn eine Tendenz zu einem vorherrschenden Muster zu beobachten ist. Da manche Kinder in diesen Untergruppen nicht angemessen beschrieben sind, gibt es noch eine „andere" Unterklasse. Zu beachten ist, daß die Beschreibung der ersten drei Untergruppen einen Anteil an interaktiven Merkmalen beinhaltet, welche bessere Regulation und Organisation beim Kind ermöglichen, beziehungsweise auch Pflegemuster, die die Schwierigkeiten des Kindes verstärken.

401. Typ I: Hypersensitiv

Definition: Säuglinge und Kleinkinder, die auf mehrere und verschiedene Außeneinflüsse und Stimuli überreaktiv oder hypersensibel reagieren und eine Reihe von charakteristischen Verhaltensmustern zeigen.

Zwei Muster sind charakteristisch:

(1) ängstlich und vorsichtig,
(2) negativ und abweisend.

Zusätzlich können Kinder in ihrer Hypersensitivität inkonsequent sein. Die Sensitivität zeigt tageszeitliche Schwankungen. Meistens hat das sensorische Input kumulative Auswirkung auf das Kind, so daß es mit dem anfänglichen Input keine Probleme gibt, am Ende des Tages jedoch entscheidende Schwierigkeiten auftreten.

Zusätzlich scheint die Reaktion auf sensorisches Input mit der Schwelle der Erregbarkeit zu interagieren. Wenn das Kind unter Streß steht oder müde ist, so kann geringeres sensorisches Input genügen, um eine hypersensitive Reaktion auszulösen.

401 (1). Ängstlich und übervorsichtig

In der Literatur oft „fussy baby" oder „der schwierige Säugling" genannt. Zu den Verhaltensmustern gehören Übervorsichtigkeit, Hemmung und/oder Ängstlichkeit. In der frühen Kindheit manifestieren sich diese Muster durch eingeschränkten Entdeckungstrieb und Bestimmtheit sowie Ablehnung von Änderungen des Tagesablaufes und Neigung zu Furcht und Anhänglichkeit in neuen Situationen. Das Verhalten jüngerer Kinder ist durch extreme Ängste und/oder Sorgen und Schüchternheit bei neuen Erfahrungen zu charakterisieren, wie der Herstellung von Beziehungen zu Gleichaltrigen und der Kontaktaufnahme mit unbekannten Erwachsenen. Das Kind kann eine eher fragmentarische als einheitliche innere Vorstellung der Welt haben und kann durch verschiedene Stimuli leicht abzulenken sein. Gelegentlich benimmt sich das Kind stürmisch, wenn es überfordert und/oder verängstigt wird. Das Kind hat die Neigung, leicht verstimmt zu sein (z. B. reizbar, weint oft), kann sich nicht leicht beruhigen (z. B. hat Schwierigkeiten, wieder einzuschlafen) und kann sich nach Frustrationen nur langsam erholen.

Motorische und sensorische Muster kennzeichnen sich durch Überempfindlichkeit auf Berührung, laute Geräusche und helles Licht. Das Kind hat oftmals angemessene auditiv-verbale Verarbeitungsfähigkeiten, seine visuell-räumlichen Verarbeitungsfähigkeiten jedoch sind eingeschränkt. Das Kind kann auch überreaktiv auf Veränderungen seiner selbst im Raum sein und kann Schwierigkeiten mit Bewegungsabläufen haben.

Zum Verhalten der Pflegeperson, welche die Flexibilität und Bestimmtheit von ängstlichen und vorsichtigen Kindern erhöht, gehören Nachdruck – besonders für die sensorische und affektive Erfahrung des Kindes. Ebenso eine graduell unterstützende Aufmunterung zur Erforschung neuer Erfahrungen und sanfte, aber bestimmte Grenzen. Inkonsequente Pflegemuster intensivieren die Schwierigkeiten dieser Kinder, wenn die Pflegepersonen beispielsweise manchmal übermäßig nachgiebig und/oder überbehütend sind und sich dann wieder strafend und aufdringlich zeigen.

401 (2). Negativ und trotzig

Die Verhaltensmuster sind negativ, stur, kontrollierend und trotzig. Das Kind tut oft das Gegenteil von dem, was es zu tun aufgefordert oder was erwartet wird. Das Kind hat Schwierigkeiten, Überleitungen zu finden, zieht Wiederholung einer Veränderung vor und mag höchstens langsame Veränderungen. Kleinkinder tendieren dazu, negativ, zornig, trotzig, stur, zwanghaft und perfektionistisch zu sein. Trotz allem können diese Kinder zeitweise ein fröhliches und flexibles Verhalten an den Tag legen. Im Gegensatz zum ängstlich/vorsichtigen oder ausweichenden Kind wird das negativ-aufsässige Kind nicht unvorhersehbar, sondern organisiert ein einheitliches Verständnis seiner selbst, rund um negative Verhaltensweisen. Im Gegensatz zum impulsiven Stimulus suchenden Kind (Typ III unten) kontrolliert das negative trotzige Kind mehr und tendiert dazu, auszuweichen oder sich nur langsam für neue Erfahrungen zu interessieren, und verlangt nicht nach ihnen; es ist im allgemeinen weniger aggressiv, außer wenn es provoziert wird.

Motorische und sensorische Muster schließen eine Tendenz zur Überreaktivität auf Berührung ein, die während des Spiels als Vermeiden bestimmter Oberflächen oder das Manipulieren von Materialien mit den Fingerspitzen beobachtet werden kann. Kinder mit solchen Mustern weisen oft intakte oder frühreife visuell-räumliche Fähigkeiten auf, ihre Geräuschverarbeitungskapazitäten können aber gestört sein.

Die Kinder können gute Muskelspannkraft und Haltungskontrolle haben, können aber Schwierigkeiten in der feinmotorischen Koordination und/oder motorischen Entwicklung haben.

Pflegemuster, die die Flexibilität erhöhen, umfassen die Beruhigung, nachdrückliche Unterstützung von langsamer, gradueller Veränderung und das Vermeiden von Machtkämpfen.

Die emotionale Wärme und Konstanz der Pflegeperson – selbst im Angesicht der Negativität oder der Zurückweisung durch das Kind – und die Ermunterung zur symbolischen Darstellung verschiedener Affekte, vor allem Abhängigkeit, Wut und Verärgerung, steigert die Flexibilität ebenso. Im Gegensatz dazu tendieren Pflegemuster, die aufdringlicher, exzessiv fordernder, überstimulierender oder bestrafender Natur sind, das negativ-trotzige Verhalten des Kindes zu verstärken.

402. Typ II: Unterreaktiv

Definition: Säuglinge und Kleinkinder, die auf verschiedene Stimuli unterreaktiv sind, können eines der folgenden zwei charakteristischen Muster aufweisen: (1) zurückgezogen und schwer zu begeistern oder (2) auf sich konzentriert, wobei sie meist „nach ihrer eigenen Pfeife zu tanzen" scheinen.

402 (1). Zurückgezogen und schwer zu begeistern

Zu den Verhaltensmustern des zurückgezogenen, schwer zu begeisternden Kindes gehören offensichtliches Desinteresse an der Erforschung von Beziehungen, herausfordernden Spielen oder Objekten. Die Kinder können apathisch, matt und zurückgezogen erscheinen. Um ihr Interesse zu wecken, sind starker Gefühlsausdruck und Einsatz notwendig, ebenso um ihre Aufmerksamkeit zu erregen und sie gefühlsmäßig für sich zu gewinnen. Die Kinder können entwicklungsverzögert oder depressiv wirken, haben oft nur geringen motorischen Erforschungswillen und reagieren wenig auf Eindrücke und soziale Annäherungsversuche. Zusätzlich sprechen die Kleinkinder wenig. Ihr Verhalten und ihr Spiel kann ein limitiertes Spektrum an Ideen und Phantasien aufweisen. Manchmal suchen diese Kinder eine Autostimulation, wobei sie sich oft für repetitive sensorische Aktivitäten, wie Hin-und-her-Wiegen, Schaukeln oder Hüpfen am Bett entscheiden. Die Intensität oder Wiederholung dieser Aktivitäten befriedigt sie.

Motorische und sensorische Muster sind durch Unterreaktivität auf Töne und Bewegung im Raum und Unter- und Überreaktivität auf Berührung charakterisiert. Kinder mit diesem Muster können intakte visuell-räumliche Verarbeitungskapazitäten haben, sie haben jedoch oft audio-verbale Verarbeitungsschwierigkeiten. Schlechte motorische Qualität und motorische Planung können oft neben limitiertem Erforschungsdrang und limitierter Flexibilität im Spiel beobachtet werden.

Pflegeverhalten, die intensiven, interaktiven Input bieten und die Initiative fördern, helfen für gewöhnlich unterreaktiven zurückgezogenen Kindern, sich zu vereinnahmen, aufzupassen, zu interagieren und die Umgebung zu erforschen. Diese Muster beinhalten, daß die Pflegeperson selbst die Hand ausstreckt, stark wirbt und kräftige Antworten auf die Signale des Kindes, wie schwach diese auch sein mögen, gibt. Im Gegensatz dazu neigen Pflegemuster, die still, „entspannt" oder depressiv im Affekt und im Rhythmus sind, die Rückzugsmuster dieser Kinder zu intensivieren.

402 (2.) Mit sich selbst beschäftigt

Verhaltensmuster mit sich selbst beschäftigter Kinder schließen Kreativität und Vorstellungskraft ein, was mit der Tendenz des Kindes kombiniert ist, sich eher in seine eigenen Empfindungen, Gedanken und Gefühle abzusondern, als sich aufmerksam auf Gespräche mit anderen Leuten zu konzentrieren. Die Kinder können sich allein mit Objekten in rein erforschender Art beschäftigen und nicht im Kontext einer Interaktion. Die Kinder können unaufmerksam, leicht ablenkbar oder voreingenommen erscheinen, vor allem, wenn sie nicht in eine Aufgabe oder eine Interaktion verwickelt werden. Vorschüler tendieren dazu, tagzuträumen, wenn es Herausforderungen, wie den Wettstreit mit einem Gleichaltrigen, oder eine anspruchsvolle Vorschulaktivität gibt. Sie können es vorziehen, allein zu spielen, wenn andere nicht aktiv bei ihren Phantasien mitmachen. Innerhalb ihrer Phantasiewelt können diese Kinder enorme Vorstellungskraft und Kreativität entwickeln.

Motorische und sensorische Muster zeigen eine Tendenz zu geminderter audio-verbaler Verarbeitungskapazität, die mit einer Fähigkeit, ein reichhaltiges Spektrum an Ideen zu produzieren, gepaart ist (rezeptive Sprachschwierigkeiten, mit Kreativität und Vorstellungskraft gepaart, machen es für ein Kind leichter, in die eigene Welt zu entfliehen und sich nicht den Ideen anderer widmen zu müssen). Diese Kinder können, müssen aber keine Unregelmäßigkeiten bei anderen sensorischen und motorischen Fähigkeiten aufweisen.

Zum nützlichen Pflegeverhalten zählen die Tendenzen, sich in die nonverbale und verbale Kommunikation des Kindes einzuschalten, um ihm zu helfen, sich für Zweiwegskommunikation zu interessieren, das heißt, für das „Öffnen und Schließen von Kommunikationsabschnitten". Hilfreiche Pflegemuster ermuntern auch ein Gleichgewicht zwischen Phantasie und Realität und helfen einem Kind, das versucht, in die Phantasie zu flüchten, in der realen Welt zu bleiben; z.B. Sensibilität für die Interessen und Gefühle des Kindes zeigen, Diskussion über die täglichen Ereignisse und Gefühle fördern und aus den Phantasiespielen eine gemeinsame Eltern-Kind-Beschäftigung machen, nicht eine ausschließende Aktivität des Kindes. Im Gegensatz dazu intensivieren Eigenbrötelei oder Vorurteile der Pflegeperson oder auch verwirrende Familienkommunikationen die Schwierigkeiten der Kinder.

403. Typ III: Motorisch desorganisiert, impulsiv

Definition: Kinder mit diesem Muster weisen schlechte Verhaltenskontrolle und ein Bedürfnis nach verstärkten, sensorischen Inputs auf. Manche Kinder erscheinen aggressiv und furchtlos. Andere sind nur impulsiv und desorganisiert.

Die beobachteten Verhaltensmuster sind ähnlich denen von hyperaktiven Kindern und schließen starke Aktivität ein, wobei die Kinder Kontakt und Stimulation durch die Erregung der Tiefensensibilität wollen. Dem Kind scheint es an Vorsicht zu fehlen. Nicht selten führt diese Tendenz des hyperaktiven Kindes zu unerwünschter Nähe mit Menschen und Objekten, zur Zerstörung von Sachen, dem Eindringen in die Intimsphäre anderer Leute, unprovoziertem Schlagen etc. Dieses Verhalten, welches auf schlechter motorischer Entwicklung basiert, kann somit von anderen eher als Aggression denn als Übererregbarkeit verstanden werden. Sobald die anderen aggressiv auf das Kind reagieren, kann das Kind selbst aggressiv werden.

Motorisch hyperaktive und desorganisierte Kinder suchen nach verstärktem sensorischem Input oder Stimulation. Vorschüler legen oft ein erregbares, aggressives, aufdringliches Verhalten und einen mutigen, risikofreudigen Stil sowie Voreingenommenheit für aggressive Themen im vorgegebenen Spiel an den Tag. Ist das kleine Kind unruhig und sich seiner selbst unsicher, kann es kontraphobische Verhaltensweisen annehmen, z. B. Schlagen, bevor es (möglicherweise) geschlagen wird, oder Wiederholen inakzeptablen Verhaltens, nachdem es gebeten wurde, aufzuhören. Wenn es älter wird und imstande ist, seine eigenen Muster zu verbalisieren und zu beobachten, kann das Kind den Bedarf an Aktivität und Stimulation als Weg beschreiben, sich lebendig, dynamisch und mächtig zu fühlen.

Motorische und sensorische Muster sind durch sensorische Unterreaktivität, den Wunsch, sensorischen Input zu bekommen, und den Mangel, Bewegungen abstrahieren zu können, gekennzeichnet. Das motorisch desorganisierte Kind kombiniert oft Unterreaktivität mit Berührung und Geräusch, dem Wunsch stimuliert zu werden, und schlechter motorischer Modulation und Planung und offenbart diffuses, impulsives Verhalten Personen und Objekten gegenüber. Ganz ähnlich sind die motorischen Aktivitäten unkonzentriert und diffus. Aufgrund seiner Unterreaktivität kann das Kind nur flüchtig zuhören, schlecht aufpassen und trotzdem laute Geräusche und Musik begehren. Das exzessive Verlangen nach Stimulationen führt manchmal zu zerstörerischem Verhalten. Diese Kinder können auditive oder visuell-räumliche Verarbeitungsschwierigkeiten haben, können aber auch ebenso altersangemessene Muster in diesen Bereichen aufweisen.

Pflegemuster, die von andauerndem warmem Bezugnehmen, viel Pflege und Nachdruck, gepaart mit klaren Strukturen und Limits charakterisiert sind, erhöhen die Flexibilität und Anpassungsfähigkeit. Es ist hilfreich für die Pflegepersonen, Kinder mit konstruktiven Möglichkeiten, sensorisch und gefühlsmäßig zu gewinnen, während man Modulation und Selbstregulation ermuntert. Im Gegensatz dazu intensivieren Pflegemuster, die warmen, ständigen Bezug vermeiden (z.B. Wechsel der Pflegepersonen), wo übermäßig viel Strafen eine Rolle spielt, keine klaren Limits oder Grenzen für das Benehmen gesetzt werden und das Kind über- oder unterstimuliert wird, diese Schwierigkeiten.

404. Typ IV: Andere

Definition: Diese Kategorie sollte auf Kinder angewendet werden, die das erste Kriterium für die regulatorische Störung erfüllen (z.B. motorische und sensorische Verarbeitungsschwierigkeit), deren Verhaltensmuster jedoch von keinem der obigen drei Subtypen adäquat beschrieben wird.

500. Schlafverhaltensstörung

Definition: Eine Schlafverhaltensstörung sollte dann in Betracht gezogen werden, wenn eine Schlafstörung das einzig geschilderte Problem eines Säuglings oder Kleinkinds unter drei Jahren ist, das keine begleitende sensorische Regulations- oder Verarbeitungsschwierigkeiten hat.

Schlafprobleme bei Kindern sind in zwei Gruppen unterteilt:
- Die Störung des Beginns (Einschlafstörung, z.B. erschwertes Schlafengehen) und
- die Störung des Aufrechterhaltens des Schlafs (Durchschlafstörung, z.B. Aufwachen in der Nacht mit Schwierigkeiten, wieder einzuschlafen).

Kinder können auch exzessive Schläfrigkeit, Funktionsstörungen, die mit dem Schlafzustand oder der Erregbarkeit zu tun haben (z.B. nächtliche Furcht), oder Schwierigkeiten mit der Entwicklung vorhersehbarer Schlaf-Wachsein-Rhythmen aufweisen.

Kinder, die Schwierigkeiten mit dem Beginn und dem Aufrechterhalten von Schlaf haben, zeigen häufig auch Probleme damit, sich selbstständig zu beruhigen, oder damit, Übergänge von einer Schlafphase in die nächste Schlafphase (die Autoregulation zwischen den REM-non-REM Zyklen ist gestört oder nicht erlernt worden) zu gestalten.

Diese Diagnose sollte nicht angewendet werden, wenn das Schlafproblem eines Kleinkinds hauptsächlich auf Angst, Beziehungs- oder motorische Entwicklungsstörung, vorübergehende Anpassungsprobleme, traumatische Streßstörung oder jeglichen Typs regulatorischer Störungen, die oben erwähnt wurden, zurückzuführen ist.

600. Eßverhaltensstörung

Definition: Die Diagnose der Eßstörung, die zu verschiedenen Zeiten des Säuglings- und Kleinkindalters auftreten kann, sollte in Betracht gezogen werden, wenn ein Säugling oder ein Kleinkind Schwierigkeiten bei der Etablierung regelmäßiger Fütterungsmuster bei adäquater und angemessener Nahrungszufuhr und -aufnahme hat.

Das Kind reguliert sein Essen nicht in Übereinstimmung mit körperlichen Gefühlen von Hunger und Sättigung. Beim Fehlen allgemeiner regulatorischer Schwierigkeiten oder zwischenmenschlicher Probleme, wie Trennung, Ablehnung, Trauma etc. sollte man eine primäre Eßstörung in Betracht ziehen.

Die diagnostischen Kriterien spezifischer Fütterungsstörungen wie Pica und Rumination können im DSM-IV gefunden werden.

Diese Kategorie sollte nicht als primäre Diagnose angewendet werden, wenn die Eßschwierigkeiten klar mit sensorischer Reaktivität oder Verarbeitungsschwierigkeiten und/oder motorischen Schwierigkeiten in Verbindung zu bringen sind.

Wenn die Schwierigkeiten von auffälligen sensorischen Problemen, wie taktiler Hypersensitivität (z. B. Zurückweisen von Speisen von bestimmter Beschaffenheit) und/oder schlechter oraler Muskelspannkraft (z. B. das Kind ißt nur weiche Speisen) begleitet sind, so können die spezifischen regulatorischen Untergruppen in Betracht gezogen werden.

Wenn organisch-strukturelle Probleme (z. B. Hasenscharte, Reflux etc.) die Fähigkeit des Kindes beeinträchtigen, Speisen zu essen oder zu verdauen, so sollte man Eßverhaltensstörung nicht als primäre Diagnose verwenden. Die entsprechende medizinische Diagnose sollte unter Achse III angeführt werden.

Wenn eine Eßstörung, die ihren Ausgangspunkt in organischen oder strukturellen Schwierigkeiten hat, dennoch weiter anhält, nachdem die anfänglichen Schwierigkeiten beseitigt worden sind, kann die Diagnose der Eßverhaltensstörung angebracht sein.

Beispiel: Ein postpartal wegen Speiseröhrenanomalie operiertes Kind läßt sich mit der Flasche gut ernähren, beginnt jedoch Ende des ersten Lebensjahres jegliche Aufnahme fester Speisen heftig zu verweigern.

Diese Kategorie sollte nicht als primäre Diagnose verwendet werden, wenn die Eßstörung eines Kindes Teil eines größeren Symptombildes ist, wie bei Affekt- oder Verhaltensstörungen, bei Traumen oder bei Anpassungsproblemen.

Wenn der primäre Grund für die Eßstörung mit anderen emotionalen Themenkreisen verknüpft ist, müssen die Dysregulation der emotionalen Dynamik und die Beziehungsthemen entsprechend klassifiziert werden. Um solche Muster zu erfassen, sollte der Untersucher Affektstörung, insbesondere Angst, reaktive Bindungsstörung, etc. in Betracht ziehen.

Diese Kategorie sollte nicht als primäre Diagnose verwendet werden, wenn unregelmäßige Eßmuster oder stark eingeschränkte Speisewahl Teil einer multisystemischen Entwicklungsstörung sind und im Zusammenhang mit Sturheit und Verweigerung auch anderer neuer Erfahrungen stehen.

700. Störungen der Bezogenheit und der Kommunikation

Definition: Diese Gruppe von Störungen zeigt sich als erstes im Säuglings- und Kleinkindalter. Diese Störungen schließen ernsthafte und tiefgreifende Schwierigkeiten des zwischenmenschlichen Kontakts, der Bezogenheit und der Kommunikation zusammen mit Schwierigkeiten der Regulation physiologischer, sensorischer, aufmerksamkeitsbedingter, motorischer, kognitiver, somatischer und affektiver Prozesse ein.

Früher wurden Kinder mit den schwersten Störungen der Bezogenheit und der Kommunikation als autistisch gestört beschrieben. Die ursprüngliche Beschreibung Kanners (Kanner, L.: Autistische Störungen des affektiven Kontakts. Das nervöse Kind, 1943: 217–250) konzentrierte sich auf die grundlegende Blockade des Kontakts als definitives Merkmal: „Von Anfang an eine autistische Einsamkeit, die mißachtet, ignoriert und alles von der Außenwelt abschaltet." (S. 247). Die frühen Ausgaben des „Diagnostischen und Statistischen Handbuches" (DSM) der amerikanischen psychiatrischen Gesellschaft und die DSM-III-R und DSM-IV bestärken diese Ansicht: „Diese Blockade ist durch das Versagen der Entwicklung zwischenmenschlicher Beziehungen und Mangel an Reaktion auf und Interesse an Leuten gekennzeichnet", wobei im Säuglingsalter „Unvermögen, zu liebkosen, Fehlen des Augenkontakts und der Mimik sowie Gleichgültigkeit und Aversion gegen Zuneigung und Körperkontakt" (DSM-III-R) dazukommen.

Später wurden Kinder, die manche, aber nicht alle der Merkmale der autistischen Störung hatten, mit autistischem Störungsbild, tiefgreifender Entwicklungsstörung, die weiters nicht spezifiziert ist, Aspergerschem Autismus, Psychose der Kindheit oder als atypisch beschrieben. Ein großes wissenschaftliches Konstrukt entstand rund um die sogenannten autistischen Störungen. Bei DSM-III-R und DSM-IV sind die „sonstigen" tiefgreifenden Entwicklungsstörungen die Klassifikation für Kinder, die nicht alle Kriterien der autistischen Störung erfüllen. Bei DSM-IV erweiterten sich die tiefgreifenden Entwicklungsstörungen um die autistische Störung, welche die desintegrative Störung, das Aspergersche Syndrom, das Rett-Syndrom und die „Sonstigen" mit einschließen können.

Die Erweiterung des Syndroms mittels einer umfassenden Definition wird in Anbetracht der klinischen Erfahrung verständlich. Diese beinhaltet eine Reihe von Beziehungs- und Kommunikationsproblemen bei Kindern, welche manche der autistischen Merkmale teilen. Die wichtigste Frage ist: Sollten die Kinder, die lediglich beiläufige Blockaden der Bezogenheit und der Kommunikation haben, aber gute Fähigkeiten zur emotionalen Intimität mit bekannten Pflegepersonen aufweisen, wie es z. B. bei vielen Kindern ist, die mit „Sonstigen", oder Aspergerschem Syndrom diagnostiziert sind, als Teil derselben Gruppe angesehen werden wie die Kinder, die früher als völlig unfähig beschrieben wurden, persönliche Beziehungen zu knüpfen.

„Sonstige" ist weder im DSM-III-R noch im DSM-IV gut definiert. Die Definition beschreibt lediglich ganz allgemein schwere und vorherrschende

Blockaden bei der Kommunikation, bei der Qualität des Interesses und das Fehlen ausreichender Kriterien zur Definition der anderen Kategorien der Störungsgruppe, die als tiefergreifende Entwicklungsstörung bezeichnet ist. Bei immer mehr Kindern mit einer weiten Palette von Sprachproblemen und zwischenmenschlichen Problemen wird „Sonstige" diagnostiziert. Wenn diese Kinder mit einer weiten Streuung von Entwicklungsmustern und bis jetzt noch unbekannten potentiellen Entwicklungskompetenzen als Teil derselben großen Gruppe des Autismus gewertet werden, kann dann die Verwirrung in bezug auf den Verlauf dieser Störung und ihrer Prognose nicht groß werden? Werden Erkenntnisse, die auf Studien traditionellen Autismus basieren, auf Kinder mit gemischten Merkmalen angewendet? Gibt es ausreichende Studien, um die Unterschiede im Verlauf und in den Resultaten zwischen den Typen von „Sonstigen", oder zwischen „Sonstigen" und autistisch Gestörten zu klären?

Da die Prognose von autistischer Störung grundsätzlich schlecht ist, ist die Frage, bei welchen Symptomen diese Störung konstatiert werden sollte, und welche Störungen zu Gruppen zusammengefaßt werden sollten, von praktischer und theoretischer Wichtigkeit. Viele Untersucher und auch Eltern erwarten bei Kindern, die momentan als tiefergreifende Entwicklungsstörung diagnostiziert wurden, entsprechend den derzeitigen Erfahrungen denselben Ausgang, wie er bei Kindern mit autistischer Störung erwartet wird. Neue Studien, welche die Prognosen von Kindern mit gemischten Merkmalen betrachten (z. B. „Sonstige"), werden gebraucht, um dieses Syndrom klarer zu definieren.

Sollten jene Kinder, die „Dysfunktionen" der Kommunikation, der Wahrnehmung, der Motorik und der Sensorik haben, von Anbeginn an in eine separate Gruppe plaziert werden, bis es definitivere Studien an Kindern mit einigen Symptomen gibt? Solche Studien könnten zu einer Klassifikation mit spezifischerer Behandlung und einer anderen Prognose führen. Bei der Behandlung dieser Fragen sollten Untersucher und Forscher die neuen Informationen bedenken. Neuere klinische Ergebnisse deuten an, daß Kinder, die derzeit mit tiefergreifender Entwicklungsstörung diagnostiziert werden, eine Reihe von Beziehungsmustern, Unterschiede in der Affektregulation sowie Verarbeitungs- und Wahrnehmungsschwierigkeiten aufweisen. Es wurde darauf hingewiesen, daß kognitive Defizite eine Rolle in der Ätiologie der tiefgreifenden Entwicklungsstörung spielen. Studien über biologische Differenzen, was pränatale, perinatale sowie anatomische, neurophysiologische und neurochemische Muster einschließt, sind hauptsächlich unspezifisch und haben keine Beziehungsdefizite, Verarbeitungs- und Regulationsstörungen differenziert.

Darüber hinaus haben Kinder, die „autistische Verhaltensweisen" zeigen, verschiedene Muster disharmonischer Reife und Funktion des Zentralnervensystems und unterschiedliche Streßfaktoren in der Umgebung. Manche Kinder können ihre Symptome abwechselnd präsentieren oder unterdrücken. Zusätzlich sind einige der klinischen Merkmale, die traditionellerweise verwendet werden, um die tiefergreifende Entwicklungsstörung bzw. autistische Störungen zu diagnostizieren, nicht einzigartig für dieses

Syndrom; beispielsweise können motorische Muster, wie Händeflattern, perseveratives Verhalten und Echolalie bei gut bezogenen Kindern mit Schwierigkeiten der Modulation, der motorischen Spannkraft, der Bewegung, der sensorischen und auditiven Verarbeitung und/oder der Sprachentwicklungsverzögerung auftreten. Was am allerwichtigsten ist: Wenn sie früh identifiziert und entsprechend behandelt werden, können viele Kinder mit „autistischen Merkmalen" herzliche Beziehungen entwickeln. Viele Kinder können ständige Fortschritte in ihren Beziehungen machen. Fortschritte bei der Sprach- und Wahrnehmungsentwicklung folgen einem verbesserten Kontakt oft nach.

Das Spektrum von Mustern und die mangelnde Spezifität, die bei Kindern mit ausgesprochenen Schwierigkeiten im zwischenmenschlichen Kontakt, der Bezogenheit und in der Kommunikation beobachtet werden, unterstreichen die oben gestellten Fragen. Sollte eine breite Palette von Schwierigkeiten des Kontakts und der Kommunikation als Teil einer eigenen Gruppe von Störungen, die die autistische Störung einschließt, betrachtet werden, oder sollten Kinder mit eingeschränkter Bezogenheit neben anderen Kommunikationsschwierigkeiten und Schwierigkeiten der Sensorik und Motorik, als Teil einer separaten Gruppe betrachtet werden?

Es wird nicht versucht, diese Frage zum jetzigen Zeitpunkt zu beantworten, sondern angeraten, daß mehr Erfahrungen gesammelt werden sollten, um Kindern mit einer Reihe von Beziehungs- und Kommunikationsstörungen besser zu verstehen. In der Zwischenzeit sollte der Untersucher zwei Optionen in Betracht ziehen:

1. Die DSM-IV-Konzeptualisierung der tiefgreifenden Entwicklungsstörung zu verwenden, oder
2. die multisystemische Entwicklungsstörung (MSES), eine Konzeptualisierung, die nicht die Fächerbreite von Beziehungs- und Kommunikationsschwierigkeiten aufweisen, die in klinischen Populationen als Teil derselben großen Gruppe wie Kinder mit autistischer Störung gesehen werden.

Bei MSES wird die Beziehungsschwierigkeit nicht als relativ unveränderbares Defizit, sondern als noch offen gegenüber Veränderung und Wachstum (und deshalb prognostisch etwas positiver) betrachtet.

Es ist besonders wichtig, verschiedene Alternativen in den ersten drei Lebensjahren zu überdenken; ein Lebensalter, in welchem die Entwicklung sehr rasch, von Natur aus ungleichmäßig und potentiell flexibler als später vor sich geht. Die in DSM-IV beschriebene Kategorie der tiefgreifenden Entwicklungsstörungen inkludiert die autistische Störung, ebenso wie weitere Subtypen der Rettschen Störung, der Aspergerschen Störung, der disintegrativen Störung der Kindheit und der nicht näher spezifizierten tiefgreifenden Entwicklungsstörung. So wie die tiefergreifende Entwicklungsstörung eine Reihe klinischer Merkmale aufweist, wird das Beziehungsdefizit als primär und als definierendes Charakteristikum der Störung angesehen. Das Beziehungsdefizit wird auch als relativ stabil mit gewisser Variabilität erachtet.

Im Gegensatz dazu ist die vorgestellte multisystemische Entwicklungsstörung mit der Annahme begründet, daß mehrere Grade von Schwierigkeiten beim Bezugnehmen bei Kleinkindern beobachtet werden können, ohne daß sie jedoch mit einem **primären** Defizit des Bezugnehmens einhergehen. Diese Ansicht läßt die Möglichkeit offen, daß selbst schwerwiegende Schwierigkeiten beim Bezugnehmen motorischer und sensorischer Verarbeitungsschwierigkeiten **sekundär** sein können, wie z. B. Regulationsschwierigkeiten, Verstehen von und Reagieren auf verschiedene Eindrücke (einschließlich auditiver und visueller Eindrücke und Affekte). Viele Säuglinge und Kleinkinder beispielsweise können Augenkontakt vermeiden, vokale und verbale Annäherung ignorieren und sich von der Pflegeperson wegbewegen. Wenn sich ihre sensorische Reaktivität und die Verarbeitungsschwierigkeiten verbessern, wenden sie sich vermehrt an ihre Pflegepersonen; anfänglich, um Dinge zu bekommen oder zu helfen, und später, um Nähe und Intimität zu suchen. Selbst wenn sich diese Kleinkinder sehr ausweichend verhalten, zeigen viele auf subtile Art ihre emotionale Bezogenheit mit ihren Pflegepersonen (z. B. bekommen sie Angst, wenn die Pflegeperson den Raum verläßt, oder ziehen eine bestimmte Pflegeperson für verschiedene sensorische Erfahrungen, wie starkes Drücken, vor). Diese Ansicht läßt die Möglichkeit offen, daß die Verbindung zwischen Beziehungsfähigkeit und den Verarbeitungsdefiziten flexibler werden kann, wenn diese Muster früh in den ersten zwei oder drei Lebensjahren identifiziert werden (je früher desto besser). Deshalb sind, dieser Ansicht folgend, die Möglichkeit des Fortschritts und die Erwartungen bezüglich der Prognose, einschließlich der Möglichkeit herzlicher Beziehungen, des logischen Denkens, des Problemlösens und der interaktiven Kommunikation nicht durch die Definition des Syndroms begrenzt.

Ein endgültiges Verstehen der Kinder, die ein Spektrum von schweren Beziehungs- und Kommunikationsproblemen haben, kann nur durch zukünftige Forschung zustande kommen. Inzwischen scheint es am umsichtigsten und besten zu sein, diese Beziehungs- und Kommunikationsprobleme derart zu kategorisieren, daß Ätiologie, Verlauf der Entwicklung und Prognose offen bleiben.

Dieser Zugang scheint vor allem für die Kinder bis zu drei Jahren wichtig, deren Beziehungskapazitäten ziemlich flexibel sein können.

Deshalb bietet dieses Klassifikationssystem, das sich auf Säuglinge und Kleinkinder konzentriert, zusätzlich zur tiefgreifenden Entwicklungsstörung, wie in DSM-IV beschrieben, die Kategorie der multisystemischen Entwicklungsstörung (MSES). MSES ist einfach ein beschreibender Terminus, der die Tatsache, daß es verschiedenartige Rückstände und Dysfunktionen gibt, reflektiert. Die MSES-Diagnose sollte für Kinder, die eine signifikante Behinderung der Kommunikation und motorischer und sensorischer Verarbeitung aufweisen, aber eine gewisse Kapazität oder ein Potential für Intimität und Nähe beim Bezugnehmen haben, in Betracht gezogen werden.

Bevor der Untersucher die Diagnose von tiefgreifender Entwicklungsstörung oder MSES erstellt, sollte er das Kind zusammen mit den Pflegepersonen in einer unterstützenden, sicheren, nicht übermäßig stimulierenden

Umgebung beobachten, wo Möglichkeit und Ermunterung zu spontaner Interaktion und Spiel über einen ausreichenden Zeitraum besteht. Ein ausgebildeter Fachmann sollte in einer entsprechenden Aufwärmphase auch versuchen, mit dem Kind für eine ausreichende Zeit lang zu spielen, wobei er seine Professionalität anwenden sollte, um das Bezugnehmen und Kommunizieren zu ermöglichen. Die Diagnose, daß ein Kind nicht kontakt- und beziehungsfähig sei, sollte nur dann gestellt werden, wenn beim Kind beobachtet worden ist, daß es keine Beziehung zu seinen Pflegepersonen oder zu einem ausgebildeten Untersucher aufnimmt, und zwar über einen längeren Zeitraum hinweg, vorzugsweise bei verschiedenen Gelegenheiten. Eine Bestimmung der Beziehungskapazität sollte nicht vorrangig auf der Interaktion des Untersuchers mit dem Kind oder auf lediglich zufälligen Beobachtungen der Interaktionen des Kindes mit den Pflegepersonen basieren (z.B. während eines Interviews mit den Eltern, wie es manchmal der Fall ist). Zusätzlich sollte die Beziehung des Kindes zu Gleichaltrigen trotz ihrer Wichtigkeit nicht als Basis der Bestimmung der grundlegenden Fähigkeit des Bezugnehmens des Kindes verwendet werden. Die Beobachtung des Kindes über einen gewissen Zeitraum hinweg ist die beste Art, sein Bezogenheits- und Beziehungspotential zu messen.

Multisystemische Entwicklungsstörung

Die definierenden Charakteristika der multisystemischen Entwicklungsstörung (MSES) sind:

1. Signifikante Schwierigkeit, aber nicht völliges Fehlen der Fähigkeit, sich in eine emotionale und soziale Beziehung mit einer primären Pflegeperson einzulassen (z.B. kann ausweichen und ziellos erscheinen, trotzdem subtil aufkommende Formen der Bezogenheit zeigen oder sich zwischendurch ziemlich herzlich beziehen).
2. Signifikante Schwierigkeit beim Formen, Beibehalten und/oder Entwickeln von Kommunikation. Dies schließt sowohl präverbale gestische und mimische Kommunikation als auch verbale und nonverbale (z.B. figurative) symbolische Kommunikation ein.
3. Signifikante Fehlfunktion des auditiven Verarbeitens (das heißt Wahrnehmung und Verstehen).
4. Signifikante Fehlfunktion im Verarbeiten anderer Eindrücke einschließlich Hyper- und Hyporeaktivität (z.B. auf visuell-räumlichen, taktilen, propriozeptiven und vestibulären Input) und Bewegungsabläufe.

Die oben beschriebenen Schwierigkeiten mit der Verarbeitung, der Beziehung und der Kommunikation erscheinen in verschiedenen Formen. In Erkenntnis der Vorläufigkeit werden drei Muster, die oft beobachtet werden, als Untergruppen beschrieben. Sie zielen auf die Vereinfachung von klinischer Identifikation, Planung, Behandlung und Forschung ab. Die drei unten beschriebenen Muster werden in Anhang 2 spezifischer charakterisiert. Diese Muster sollten auch nicht vor dem Alter diagnostiziert werden, bei dem man vom Kind das zu entsprechende Muster der Anpassung jeder dieser drei erwarten kann.

701. Muster A

Definition: Diese Kinder sind die meiste Zeit ziellos und unbezogen und haben große Schwierigkeiten mit Bewegungsabläufen, so daß selbst einfache beabsichtigte Gesten schwierig sind. Sie zeigen für gewöhnlich geringen, unangebrachten oder unmodulierten Affekt, können gelegentlich im direkten Kontakt Momente der Lust oder bei Überstimulation auch Wutanfälle haben.

Diese Kinder zeigen sehr viel Selbststimulation und eher rhythmisches als sinnvolles, strukturiertes Verhalten mit Objekten. Viele haben auch geringe Muskelspannkraft und tendieren dazu, auf Eindrücke unterreaktiv zu sein, wobei sie immer intensiveren Input brauchen, um zu reagieren. Diese Kinder können auch selektive Muster von Überreaktivität auf Eindrücke, wie Berührung oder verschiedene Arten von Geräuschen, aufweisen.

Manche Kinder, die dieses Muster ziellosen Verhaltens aufweisen, haben normale Muskelspannkraft, sind trotzdem eher überreaktiv und sehr leicht ablenkbar. Durch Interventionen, welche die nötige Stufe der sensorischen und affektiven Bezogenheit bereitstellen und sich mit der Unterreaktivität und den Bewegungsstörungen beschäftigen, können diese Kinder schrittweise vermehrte Bezogenheit und Sinnhaftigkeit erlangen.

702. Muster B

Definition: Diese Kinder sind zeitweise bezogen und imstande, manchmal einfache beabsichtigte Gesten auszuführen. Bei Kindern dieser Gruppe scheint der Affekt zugänglich, aber flüchtig mit kleinen Inseln seichter Befriedigung oder Freude, aber keiner beständigen zwischenmenschlichen Freude oder Wärme.

Diese Kinder neigen dazu, wiederholte oder anhaltende Aktivitäten mit Objekten (anstatt ausschließlicher Eigenstimulation) zu genießen, sind aber rigide und reagieren sehr stark auf jegliche Veränderung in ihrem Leben. Kinder, die in dieses Muster passen, zeigen verschiedene Arten sensorischer Reaktivität und Muskelspannkraft und sind viel strukturierter, als Kinder mit Muster A, da sie Eindrücke suchen oder vermeiden. Meistens versuchen sie, ihre Intentionalität in ablehnenden Verhaltensarten und Vermeidung auszudrücken. Sie tun das oft, um die Menge an sensorischem Input, den sie aufnehmen können, zu kontrollieren.

Durch Intervention, die diese interaktiven Sequenzen ausdehnt, können diese Kinder immer komplexere Verhaltens- und Affektinteraktionen aufweisen.

703. Muster C

Definition: Diese Kinder zeigen eine durchgehendere Bezogenheit und können reaktiv auf andere sein, selbst wenn diese ausweichend sind. Obwohl sie dazu tendieren, dem ständigen Bezugnehmen auszuweichen, weisen sie Momente herzlichen, erfreulichen Affekts und der Bezogenheit auf und sind durchgehend bezogener als die Kinder in Muster A und B.

Sie sind imstande, einfache kommunikative Gesten zu verwenden (z. B. die Arme ausstrecken, schauen, vokalisieren, Objekte austauschen), und sind zwischendurch fähig, komplexes interaktives Verhalten und Gesten einzusetzen (z. B. Elternteil zur Tür begleiten, wenn er ausgeht). Diese Kinder wehren sich gegen Veränderung, wobei sie dazu neigen, sehr wiederholend und konzentriert mit gewissen Objekten beschäftigt zu sein. Sie werden jedoch anderen Menschen gestatten, sich in ihrem beharrlichen Verhalten zu ihnen zu gesellen und mit ihnen in Interaktion zu treten (z. B. werden sie einigermaßen spielerisch versuchen, ihre Hand von der Tür zu nehmen, während Sie versuchen, diese wiederholt zu öffnen und zu schließen). Sie zeigen ein unregelmäßiges Muster sensorischer Reaktivität und von Bewegungsstörungen mit einer Tendenz zur Überreaktivität auf Eindrücke. Sie können manche Wörter oder Phrasen in gewohnter oder mechanischer Form verwenden, das heißt, sie wiederholen Wörter von einem Video oder Lied immer wieder.

Durch Intervention, die das Bezugnehmen fördert, durch spontanen Affekt und Zuneigung ermuntert, durch interaktive Sequenzen verlängert und durch die symbolische Erörterung des Affekts unterstützt, können diese Kinder in der Intimität, der emotionalen Ausdrucksweise und der Stufe des symbolischen Denkens gewinnen.

Achse II: Klassifikation der Beziehungsstörungen

Das Verständnis für die Qualität der Eltern-Kind-Beziehung ist ein wichtiger Teil der Entwicklung eines diagnostischen Profils für Säuglinge und Kleinkinder. Die primären Beziehungen von Säuglingen und Kleinkindern tragen nicht nur zur Entwicklung der Persönlichkeit des Kindes und der Struktur seiner psychologischen Abwehrmechanismen bei, sondern auch zur Entwicklung des Urvertrauens und des kindlichen Verständnisses, was in Beziehungen mit anderen erwartet werden kann.

Die therapeutische Arbeit im Bereich der seelischen Gesundheit des Kleinkinds konzentriert sich oft auf die Eltern-Kind- Beziehung. Deshalb ist es wichtig, darüber nachzudenken und eine Theorie zu entwickeln, in der primäre Beziehungen Wesenheiten sind, die erfaßt und bei Bedarf diagnostiziert werden müssen. Ist eine Störung zu erkennen, so ist sie **spezifisch für eine bestimmte Beziehung.**

Es kann Untersuchern geholfen werden, die Bedeutung von Verhaltensweisen innerhalb primärer Beziehung(en) des Kindes systematisch zu verstehen. Intervention kann dann sowohl auf individueller Ebene als auch auf der Beziehungsebene formuliert werden.

Die im weiteren beschriebenen Beziehungsstörungen wurden dargelegt, um die Störungsarten zu charakterisieren, die in der Interaktion von Säuglingen, Kleinkindern und ihren Eltern beobachtet werden, wenn die Dinge schief gehen. (Es wird auf dieser Achse mehr der Ausdruck „Elternteil" verwendet als „Pflegeperson", um die Intensität der Kind-Eltern-Beziehung zu bezeichnen; in vielen anderen Fällen jedoch, wo eine andere Pflegeperson die Rolle des Elternteils hat, z. B. Großeltern oder Pflegeeltern, sollte diese als Vertretung der biologischen Eltern betrachtet werden.)

Störungen der Eltern-Kind-Beziehung werden von Wahrnehmungen, Einstellungen, Verhaltensweisen und Affekten vom Elternteil, vom Kind oder von beiden charakterisiert und resultieren in gestörten Eltern-Kind-Interaktionen. Der Elternteil kann sich von Anbeginn an im Lichte seiner eigenen Persönlichkeitsdynamik einschließlich der Projektionen und Abwehrmechanismen beziehen. Diese können mit bestimmten kindlichen Mustern interagieren und zu Beziehungsschwierigkeiten und -störungen führen.

Diagnosen der Beziehungsstörungen oder Fehlfunktionen sollten nicht nur auf beobachtetem Verhalten basieren, sondern auch auf der subjektiven Erfahrung des Elternteils, wie sie während eines Interviews zum Ausdruck kommt. Wenn es Schwierigkeiten in der Beziehung gibt, sind die **Intensität, Häufigkeit und Dauer** der Störung jene Faktoren, die den Untersucher dahingehend führen, sie als „vorübergehende Störung", „Störung" oder „fixierte Störung" zu klassifizieren.

Achse II sollte nur dazu verwendet werden, um signifikante Beziehungsschwierigkeiten zu diagnostizieren. Die Untersucher sollten erkennen, daß ein Kind mit einer primären Diagnose (Achse I) nicht unbedingt eine Beziehungsdiagnose (Achse II) braucht. Die Beziehungsachse kann nicht das ganze Spektrum der Beziehungen von gut adaptiert bis zu gestört erfassen. Manche Eltern können Merkmale haben, wie sie in Achse II beschrieben werden, z. B. Überinvolvierung oder Feindseligkeit, welche jedoch nicht als eigenständige Störung, sondern eher als „Art" gewertet werden sollten. Dafür wird in der Schweregradskala Rechnung getragen.

Mildere Formen von Beziehungsstörungen können durch die Störung des Kindes, die Familiendynamik oder andere Streßfaktoren ausgelöst werden, welche die übliche Ausgewogenheit zwischen dem elterlichen Schutz und Erziehungsschwierigkeiten beeinträchtigt. Trotzdem sollten Untersucher vorsichtig sein, Beziehungsstörung nicht zu oft diagnostizieren, wenn mildere und kurzlebige Formen, die mit Streß in Zusammenhang stehen, beobachtet werden.

Der Diagnostizierende sollte jedoch an die beschriebenen Kategorien denken, wenn sie in milderer oder vorübergehender Form vorkommen, so daß er die Dynamik der Familie versteht und seine Intervention danach ausrichten kann.

Die globale Beurteilungsskala der Eltern-Kind-Beziehung (EKB-GBS), ein auf Forschung aufgebautes Beurteilungsinstrument, das im Anhang gefunden werden kann, deckt das ganze Spektrum von Eltern-Kind-Beziehungen ab. Sie kann für die Forschung verwendet werden, sowohl um die Stärken einer Beziehung als auch die Schwere einer Beziehungsstörung zu erfassen.

Diese Beurteilungen reichen von gut adaptiert (90) bis stark beeinträchtigt (10). Eine Beurteilung **unter 40** schließt gestörte, schwer gestörte und schwerst beeinträchtigte Beziehungen ein. Erst dann ist eine Beziehungsdiagnose möglich, weil sie schwer und dauerhaft die Dyade belastet. Unter 40 muß die Mehrzahl der beschriebenen Verhaltensweisen als massiv, dauerhaft und schädigend erachtet werden. Für Werte zwischen **70–40** können die Beziehungsmerkmale ausreichend beschrieben werden, sind aber nicht schwerwiegend genug, um als Störung bezeichnet zu werden.

Es gibt drei Aspekte einer Beziehung, die dazu dienen, zu entscheiden, ob eine Beziehungsstörung vorliegt oder nicht. Dazu gehören:

- Verhaltensqualität der Interaktion,
- Art und Weise des Gefühlsausdrucks,
- Ausmaß der gefühlsmäßigen Verbundenheit.

Die Beschreibung der Verhaltensqualitäten ist ein unbedingtes Kriterium zum Erstellen der Diagnose, da sie beobachtbar und für die Diagnose und Behandlung ausschlaggebend sind. Der Gefühlsausdruck und das Ausmaß der gefühlsmäßigen Verbundenheit werden erläutert. Der Leser kann so die mögliche Dynamik erkennen, die mit denjenigen Verhaltensweisen in Zusammenhang steht, die es wert sind, weiter erforscht und behandelt zu werden.

Die Verhaltensqualität der Interaktion wird im Verhalten jedes einzelnen Mitgliedes des Eltern-Kind-Paares reflektiert. Das Verhalten des Elternteils, des Kindes oder beider kann gestört sein. Elterliche Verhaltensformen, die zur Qualität der Interaktion beitragen, sind: Sensibilität oder Unsensibilität in der Reaktion auf die Signale des Kindes, passende und unpassende Responsivität, Echtheit der Involvierung oder der Sorge, Regulation, Vorhersagbarkeit und die Qualität des Strukturierens und Vermittelns der Umgebung. Ablehnen, Vermeiden, angespanntes Durchbiegen des Rumpfes, Lethargie, Gleichgültigkeit und Trotz sind Beispiele von Verhaltensformen, die Kinder in der Interaktion aufweisen können. Manchmal ist es nicht klar, ob die unbefriedigenden Verhaltensformen auslösend oder reaktiv sind.

Eine Mutter oder ein Vater können beispielsweise deprimiert schauen, gleichgültig sein oder sich dem Kind gegenüber gleichgültig verhalten. Dies kann jedoch zum Teil auf das unbestimmte Schauen und andere nicht bestärkende Verhaltensweisen des kranken Kindes zurückzuführen sein.

Störungen bei Säuglingen und Kleinkindern können ebenso als Verzögerungen der Entwicklung auftreten (Sprache, die sozial-emotionaler Natur ist) und können die interaktiven Kapazitäten des Kindes einschränken. Diese Verzögerungen können sowohl das Resultat der Beziehungsstörung als auch ihre Ursache sein.

Der **gefühlsmäßige Ausdruck** bezieht sich auf das Merkmal des gefühlsmäßigen Ausdrucks dieses Paares. Starker unruhiger/gespannter oder negativer Affekt (das heißt: gereizter, wütender, feindlicher) von Seiten eines der jeweiligen Partner des Paares oder beider kann zum charakteristischen gefühlsmäßigen Ausdruck des Paares führen. Die Sorge gilt hier der disregulierenden Funktion von intensivem Affekt und einer Ungewißheit bezüglich dessen, was als nächstes passiert, wenn übermittelt wird.

Das Ausmaß der gefühlsmäßigen Verbundenheit konzentriert sich auf die elterliche Einstellung und die Wahrnehmung ihres Kindes (d.h.: die Bedeutung des kindlichen Verhaltens für die Eltern). Die elterliche Vorstellung von einer Pflegebeziehung entwickelte sich aus vergangenen Erfahrungen mit frühen Kindheitsbeziehungen und beeinflußt für gewöhnlich die elterliche Wahrnehmung eines bestimmten Kindes und das, was in einer Beziehung zu erwarten ist. Störende oder negative Erfahrungen in der Vergangenheit können dazu führen, daß ein Elternteil Verhalten und Gefühle seines Kindes fehldeutet (z. B. kann der Elternteil bestimmte Verhaltensformen des Kindes als fordernd, negativ oder attackierend mißinterpretieren).

Wenn immer möglich, sollte nur eine Beziehungsdiagnose gewählt werden. Gelegentlich kann es eine Beziehung geben, in der kein einzelnes Merkmal vorherrscht, sondern mehrere der unten beschriebenen Merkmale gelten. In solchen Fällen kann eine gemischte Kategorie gewählt werden, welche die Merkmale der Beziehung spezifiziert. Eine Beziehung kann beispielsweise überinvolviert und überfürsorglich erscheinen, obwohl sie eigentlich emotional distanziert und leer ist. Wenn irgendeine Form von verbalem, körperlichem oder sexuellem Mißbrauch, wie unten im Detail beschrieben, vorliegt, so muß die Diagnose einer mißbrauchenden Beziehung Vorrangstellung vor jeder anderen Diagnose haben. Trotzdem sollten die anderen Merkmale, die am charakteristischsten für die Beziehung sind, beschrieben werden.

901. Überinvolviert

Die Beziehung ist durch übermäßige körperliche und/oder seelische Verbundenheit charakterisiert.

A. Verhaltensqualität der Interaktion

1. Der Elternteil beeinträchtigt oft die Ziele und Wünsche des Kindes.
2. Der Elternteil dominiert das Kind durch übermäßige Kontrolle.
3. Der Elternteil stellt Ansprüche, die der Entwicklung nicht angemessen sind.
4. Das Kind kann diffus, unkonzentriert und undifferenziert erscheinen.
5. Das Kind kann unterwürfige und übermäßig nachgiebige oder sture Verhaltensweisen an den Tag legen.
6. Dem Kind können motorische Fähigkeiten und/oder sprachliche Ausdruckskraft fehlen.

B. Gefühlsmäßiger Ausdruck

1. Der Elternteil kann Zeiten von Angst, Depression oder Wut durchmachen, die in einer unzureichenden Eltern-Kind- Interaktion resultieren.
2. Das Kind kann auf passive oder aktive Weise Wut und Trotz ausdrücken oder jammern.

C. Ausmaß der gefühlsmäßigen Verbundenheit

1. Der Elternteil kann das Kind als Partner oder Gleichaltrigen auffassen und es romantisieren oder erotisieren.
2. Der Elternteil sieht das Kind nicht als eigenes Individuum mit eigenen Bedürfnissen und hat kein echtes Interesse an der Einzigartigkeit des Kindes. Das kann diffuse Generationsgrenzen einschließen.

Beispiele:

   a. Versuche des Elternteils, das Kind zur Befriedigung der eigenen Bedürfnisse zu verwenden.
   b. Verwendung des Kindes als Vertrauten.
   c. Extreme physische Nähe oder erotische Berührung.
   d. Geringe Reziprozität oder geringer Dialog, der eine klare Vorstellung von zwei eigenen Individuen gibt.

902. Unterinvolviert

Die Beziehung ist von sporadischer oder mangelnder echter Verbundenheit mit dem Kind charakterisiert; was sich oft in mangelnder Sorge oder geringer Qualität der Pflege widerspiegelt.

A. Verhaltensqualität der Interaktion

1. Der Elternteil ist unsensibel und/oder reagiert nicht auf die Signale des Kindes. Ein depressiver Elternteil kann beispielsweise Liebe für sein Kind verbal ausdrücken, jedoch zu müde oder zurückgezogen sein, um für das weinende Kind emotional abkömmlich zu sein.

2. Es gibt einen beobachtbaren Mangel an Konsequenz zwischen der verbal ausgedrückten Einstellung dem Kind gegenüber und der tatsächlichen Interaktion. Die Vorhersagbarkeit oder Reziprozität der Interaktionen können in ihrer Ordnung und Reihenfolge gestört sein.

3. So kann der Elternteil beispielsweise seine Besorgnis über den Bedarf an Essen seines nicht gedeihenden Kindes verbal zum Ausdruck bringen und das Füttern des Kindes gleichzeitig einschränken.

4. Der Elternteil ignoriert das Kind, weist es zurück oder tröstet es nicht.

5. Der Elternteil spiegelt das kindliche Benehmen nicht angemessen wider durch entsprechendes Eingehen auf die inneren Gefühlszustände des Kindes. Der Elternteil beschützt das Kind nicht angemessen vor körperlicher oder emotionaler Gefahr oder vor Mißbrauch durch andere. z.B.:
   a. Die häusliche Umgebung ist nicht kindgerecht.
   b. Die Eltern-Kind-Interaktionen können als unterreguliert beobachtet werden, und die Signale des Kindes werden oft nicht erkannt oder falsch interpretiert.

6. Der Elternteil läßt das Kind für längere Zeitabschnitte alleine oder in der Obhut jüngerer Geschwister.

7. Der Elternteil und das Kind erscheinen oft uninvolviert und/oder haben nur zeitweilige Verbindung; z.B. wenig Augenkontakt und körperliche Nähe.

8. Das Kind kann körperlich und/oder seelisch verwahrlost erscheinen. Z.B.:
   a. Das Kind ist oft krank, und die medizinische Versorgung ist mangelhaft.
   b. Körper oder Kleidung des Kindes sind schmutzig.
   c. Nichtorganische Gedeihstörung.

9. Das Kind kann aufgrund eines Mangels an hegender Entwicklungsunterstützung in motorischen und sprachlichen Fähigkeiten zurückgeblieben erscheinen. Manche Kinder können in motorischen und sprachlichen Fähigkeiten frühreif sein, wobei sie diese Fähigkeiten manipulativ verwenden können.

B. Gefühlsmäßiger Ausdruck

1. Der Affekt des Elternteils und des Kindes ist oft eingeschränkt, zurückgezogen, traurig und flach.
2. Die Interaktion macht auf den Beobachter einen leblosen, freudlosen Eindruck.

C. Ausmaß der gefühlsmäßigen Verbundenheit

1. Der Elternteil kann unter Umständen kein Bewußtsein für die Signale oder Bedürfnisse des Kindes im Gespräch mit anderen oder in der Interaktionen mit dem Kind zeigen.
2. Die persönliche Beziehungsgeschichte des Elternteils kann von emotionaler Entbehrung und/oder körperlicher Vernachlässigung gekennzeichnet gewesen sein.

Als Folge dessen kann der Elternteil sich der Bedürfnisse des Kindes nicht bewußt sein.

Er ist beispielsweise für das Kind oft unregelmäßig körperlich und/oder emotional unabkömmlich und achtet nicht auf die ununterbrochene Pflege des Säuglings/Kleinkinds, selbst wenn er/sie weg muß.

903. Ängstlich-gespannt

Diese Beziehung ist von Interaktionen charakterisiert, die gespannt und eingeschränkt sind und wenig entspannten Genuß und Gegenseitigkeit aufweisen. Die Beziehung wirkt auf den Beobachter ängstlich-gespannt.

A. Verhaltensqualität der Interaktion

1. Die elterliche Aufmerksamkeit auf kindliche Signale ist deutlich erhöht.
2. Der Elternteil drückt oft Besorgnis über das Wohlbefinden, Benehmen oder die Entwicklung des Kindes aus und kann überbeschützend sein.
3. Der körperliche Umgang mit dem Kind kann umständlich oder gespannt sein.
4. Die Beziehung kann verbal-emotional negative Interaktionen beinhalten, welche aber nicht die primäre Qualität der Beziehung ausmachen.
5. Temperament und Aktivitätsstufe von Kind und Erwachsenem passen schlecht zusammen.
6. Das Kind kann im Beisein des Elternteils sehr unterwürfig und ängstlich sein; z. B. das Kleinkind klammert, oder seine Angst stört die zu erwartenden Entwicklungsschritte wie Sprachentwicklung und symbolisches Spielen.

B. Gefühlsmäßiger Ausdruck

1. Elternteil oder Kind zeigen ängstliche Stimmung, was sich in motorischer Spannung, Besorgnis, Agitiertheit, Mimik und Vokalisations- oder Sprachqualität zeigt.

2. Sowohl Eltern als auch Kind reagieren zu heftig. Deshalb reagieren sie aufeinander zu stark. Das führt zur Eskalation der Interaktionsstörung. Dieses Muster existiert oft neben zugrundeliegenden regulatorischen Schwierigkeiten beim Kind.

C. Ausmaß der gefühlsmäßigen Verbundenheit

Der Elternteil mißinterpretiert oft das Verhalten und/oder den Affekt des Kindes und reagiert dementsprechend unangemessen.

Ein Elternteil kann beispielsweise das Unbehagen und die Frustration seines schreienden Kleinkindes als Antwort auf seine Inkompetenz als Elternteil auffassen.

Der Elternteil kann Gefühle der Zurückweisung und des Versagens erfahren und das Kind dafür beschuldigen und sich von ihm zurückziehen.

904. Zornig-feindselig

Diese Beziehung ist von Eltern-Kind-Interaktionen charakterisiert, die lieblos und bösartig, unvorhersehbar sind und denen es oft an emotionaler Wechselseitigkeit fehlt. Die Beziehung wirkt zornig-feindselig.

A. Verhaltensqualität der Interaktion

1. Der Elternteil kann unsensibel auf die Signale des Kindes sein, vor allem wenn das Kind als fordernd angesehen wird.
2. Der körperliche Umgang mit dem Kind ist schroff.
3. Der Elternteil kann das Kind verhöhnen oder verspotten.
4. Der Säugling kann verängstigt, unruhig, gehemmt, impulsiv oder diffus aggressiv erscheinen.
5. Der Krabbler kann trotziges oder widerspenstiges Verhalten dem Elternteil gegenüber an den Tag legen.
6. Das Kleinkind kann forderndes und/oder aggressives Verhalten dem Elternteil gegenüber zeigen.
7. Das Kind kann ängstliche, wachsame oder vermeidende Verhaltensweisen an den Tag legen.
8. Das Kind kann eine Tendenz zu eher konkretem Verhalten als zur Entwicklung von Phantasie oder Vorstellungskraft aufweisen. Bestimmte Entwicklungen der Wahrnehmung und Sprache, die mit dem Abstrahieren und dem Umgang mit komplexen Gefühlen zu tun haben, können verzögert auftreten.

B. Gefühlsmäßiger Ausdruck

1. Die Interaktion zwischen dem Elternteil und dem Kind ist typischerweise von feindseliger oder ärgerlicher Art.

2. Eine deutliche Spannung ist zwischen dem Elternteil und dem Kind zu beobachten, wobei ein beträchtlicher Mangel an Genuß und Freude besteht.
3. Der gefühlsmäßige Ausdruck des Kindes ist oft eingeschränkt.

C. Ausmaß der gefühlsmäßigen Verbundenheit

Der Elternteil kann die Abhängigkeit des Kindes als fordernd betrachten und dem Kind seine Bedürfnisse übelnehmen. Dieses Übelnehmen kann auf einen momentanen Streß im Leben zurückzuführen sein oder auf die Beziehungsgeschichte des Elternteils selbst zurückgehen, die von emotionaler Entbehrung und/oder Feindlichkeit gekennzeichnet gewesen sein kann.

Beispiele:

a. Der Elternteil kann die Abhängigkeitsbedürfnisse des Kindes als ähnlich empfinden wie die Bedürftigkeit seiner eigenen deprimierten, unabkömmlichen oder zornigen Eltern in der Vergangenheit. Daher kann der Elternteil mit Frustration oder Wut auf die Bedürfnisse des Kindes reagieren.
b. Der Elternteil kann die wachsende Unabhängigkeit, Bestimmtheit oder altersangemessene Negativität des Kindes als bedrohlich in bezug auf seine Autorität oder sein Kontrollbedürfnis erleben.
c. Der Elternteil kann seine eigenen negativen Gefühle auf das Kind projizieren, als habe das Kind selbst diese Gefühle.

905. Gemischte Beziehungsstörung

Die Beziehung kann von einer Kombination der oben beschriebenen Merkmale charakterisiert sein.

Bei manchen Eltern-Kind-Beziehungen scheint kein Muster problematischer Interaktion zu dominieren. Die Kategorie der gemischten Beziehungsstörung kann zur Klassifikation solcher Beziehungen verwendet werden. Wenn der Untersucher diese Kategorie verwendet, sollte er die folgenden spezifisch beobachteten Muster identifizieren, z. B. das Abwechseln von zornigen, feindlichen Interaktionen und distanzierten, unterinvolvierten Interaktionen oder Schwanken zwischen Über- und Unterbehütung.

906. Mißbrauchende Beziehungsstörung

Der Mißbrauch kann verbal, körperlich und/oder sexuell sein. Die folgenden drei Diagnosen beziehen sich auf spezifische Formen von Mißbrauch und nehmen eine Vorrangstellung vor den oben genannten Beziehungsdiagnosen ein. Ist irgendeine dieser anwendbar, sollte sie der Untersucher als primäre Beziehungsdiagnose verwenden und dann erst das momentane allgemeine Muster der Beziehung charakterisieren, wobei er eine der oben genannten

Beziehungsbeschreibungen verwenden soll (z.B. unterinvolviert, zornigfeindselig etc.). Wegen der Schwere und Hartnäckigkeit mißbräuchlicher Verhaltensweisen reicht bereits ein Kriterium der Verhaltensqualität dieser Interaktion aus, diese Diagnose zu stellen. Natürlich könnte sich mehr als ein Kriterium anwenden lassen.

906 a. Verbal mißbrauchend

Beinhaltet stark mißbrauchende Gefühle, unklare Grenzen und Überkontrolle.

A. **Verhaltensqualität der Interaktion**

1. Die Absicht dieses Interaktionstyps von verbal/emotionalem Mißbrauch ist es, das Kind schwer zu demütigen, zu beschuldigen, anzugreifen, zu überkontrollieren und es zurückzuweisen.
2. Die Reaktion des Babys oder Kleinkinds kann beträchtlich variieren: von Einengung zu übermäßiger Wachsamkeit bis zu anfallsartigen Ausbrüchen. Die Variationsbreite beobachtbarer Verhaltensweisen hängt einerseits mit den unterschiedlichen Projektionen des Elternteils auf ihr Kind und dem jeweiligen Temperament und Entwicklungsstand des Kindes zusammen.

B. **Gefühlsmäßiger Ausdruck**

1. Die negative mißbräuchliche Natur der Eltern-Kind-Interaktion kann von deprimiertem, dysreguliertem und/oder nüchternem Affekt des Kindes gespiegelt werden.

C. **Ausmaß der gefühlsmäßigen Verbundenheit**

1. Der Elternteil kann das normale kindliche Schreien als absichtliche negative Reaktion gegen sich selbst fehlinterpretieren. Diese Mißinterpretation ist aus dem Gesprochenen während der elterlichen Angriffe zu schließen, die unter Umständen ungelöste Themen vorangegangener schwieriger Beziehungen widerspiegeln.
2. Das Verhalten des Kindes kann frühere schmerzliche Erfahrungen aufrühren, wie beispielsweise im Falle der Mutter, die sich nicht dazu aufraffen kann, auf die Schreie ihres Kindes zu reagieren, weil sie selbst Erfahrungen der Vernachlässigung gemacht hat, oder die sich schlecht und unwürdig fühlt, wenn sie nicht imstande ist, das Kind zu beruhigen. Diese Verbindung ist oftmals nicht bewußt.

906 b. Körperlich mißbrauchend

A. **Verhaltensqualität der Interaktion**

1. Der Elternteil verletzt das Baby oder Kind körperlich.
   Beispiele:
   a. Ohrfeigen, Verhauen, Schlagen, Kneifen, Beißen und Treten.

b. Binden und Fesseln.
c. Isolationshaft über lange Zeit.
d. Andere extreme Formen der Bestrafung.

2. Der Elternteil verweigert dem Baby oder Kind regelmäßig elementare Dinge zum Überleben, wie Essen, medizinische Hilfe und/oder die Gelegenheit, sich auszuruhen.

Diese Diagnose kann ebenso Phasen verbalen/emotionalen Mißbrauchs und/oder sexuellen Mißbrauchs mit einbeziehen.

B. Gefühlsmäßiger Ausdruck

1. Wut, Feindseligkeit oder Reizbarkeit im gefühlsmäßigen Ausdruck in der Dyade.
2. Beträchtliche bis moderate Spannung und Angst zwischen Elternteil und Baby mit Fehlen von Genuß oder Enthusiasmus.

C. Ausmaß der gefühlsmäßigen Verbundenheit

1. Der Elternteil zeigt und/oder beschreibt durch schroffe Stimme oder Verhaltensweisen (z. B. schaut das Kind böse an, zieht Falten, gibt schroffen bestrafenden verbalen Inhalt und/oder Ansicht von sich) Wut oder Feindseligkeit dem Kind gegenüber. Der Elternteil hat Schwierigkeiten damit, klare Grenzen zu setzen, ohne dabei anzugreifen.
2. Das Kind kann eine Tendenz zu eher konkretem Verhalten als der Entwicklung von Phantasie und Vorstellungskraft haben. Bestimmte Aspekte der Wahrnehmung und der Sprache, die mit der Bildung von Abstraktionen und dem Umgang mit komplexen Gefühlen zu tun haben, können gehemmt oder zurückgeblieben sein.
3. Die Interaktion kann Phasen von Nähe und Involvierung sowie Distanz und Vermeidung oder Feindseligkeit beinhalten.
4. Eltern und Kind können ganz gut in einigen Bereichen zurechtkommen, können aber rund um bestimmte „auslösende" Themen zu involviert oder zu distanziert sein (z. B. vergangene Erfahrungen oder Vorstellungen in der Geschichte des Elternteils veranlassen den Elternteil dazu, bestimmte Verhaltensweisen des Kindes als fordernd, negativ oder attackierend zu projizieren oder falsch zu interpretieren).

906 c. Sexuell mißbrauchend

Die Beachtung körperlicher Grenzen des Kindes fehlt und es besteht eine unangemessene und sexualisierte Zudringlichkeit.

A. Verhaltensqualität

1. Der Elternteil zeigt sexuell verführendes und überstimulierendes Verhalten dem Baby oder kleinen Kind gegenüber. Die Verhaltensweisen

beabsichtigen, die sexuellen Bedürfnisse oder Wünsche des Erwachsenen zu befriedigen.

Beispiele:

a. Überreden oder Zwingen des Babys oder Kleinkindes, den Elternteil sexuell zu berühren.

b. Überreden oder Zwingen des Babys oder Kleinkindes, sexuelle Berührung durch den Elternteil zu akzeptieren.

c. Überreden bzw. Zwingen des Babys oder Kleinkindes, die sexuellen Verhaltensweisen von anderen zu beobachten.

2. Das Kleinkind kann sexualisiertes Verhalten zeigen, wie die Zurschaustellung seiner selbst oder die Versuche, andere Kinder nackt anzusehen oder zu berühren.

3. Diese Diagnose kann auch Phasen verbalen/emotionalen Mißbrauchs und/oder körperlichen Mißbrauchs beinhalten.

B. Gefühlsmäßiger Ausdruck

1. Das Fehlen von Grenzen und Konsequenz in der Eltern-Kind-Interaktion kann sich im labilen Affekt des Elternteils zeigen. Es können Phasen von Wut oder Angst vorkommen.

2. Das Kind kann unruhig und/oder gespannt erscheinen.

3. Das kleine Kind kann ängstlich, unruhig oder diffus aggressiv sein.

C. Ausmaß der gefühlsmäßigen Verbundenheit

1. Der Elternteil reagiert aufgrund seiner Voreingenommenheit mit seinem eigenen Bedürfnis nach Selbstbefriedigung bezeichnenderweise nicht emphatisch auf die Bedürfnisse und Signale des Kindes.

2. Der Elternteil hat ein extrem verzerrtes Denken und kann dieses an den Tag legen. Dieses läßt zu, daß er das Kind als Sexobjekt auswählt.

Es ist wichtig anzumerken, daß das kleine Kind Schwierigkeiten haben kann, Kapazität zur Phantasie, Vorstellungskraft und Kapazität, abstrakte Kategorien der Sprache und des kognitiven Funktionierens zu entwickeln. Er oder sie kann Tendenzen entwickeln, nicht integrierte Organisation des Affekts, der Gedanken und Verhaltensweisen zu formen, wie z. B. Teilung des Egos statt zusammenhängende Persönlichkeitsorganisation.

Achse III: Medizinische Probleme, Entwicklungsstörungen und Krankheiten

Die Bezeichnung von Umständen auf Achse III dient dazu, alle organischen, medizinischen und neurologischen körperlichen Symptome, welche in anderen, international anerkannten diagnostischen Klassifikationssystemen benannt werden, festzuhalten.

Zu diesen bekannten diagnostischen Klassifikationssystemen zählen: Das diagnostische und statistische Manual der amerikanischen psychiatrischen Gesellschaft, in seiner 4. Revision (DSM-IV). Die internationale Klassifikation von Erkrankungen der Weltgesundheitsorganisation (ICD-9 oder ICD-10) und spezifische Klassifikationssysteme, die von Spezialisten der Gebiete der Sprech-/Sprachpathologie, Beschäftigungs- und Ergotherapie, Physiotherapie und speziellen Pädagogik verwendet werden.

Ein diagnostisches und statistisches Handbuch für die Anwendung durch verschiedene interdisziplinäre Helfergruppen und primäre Pflegepersonen (Version Kind) ist derzeit in Entwicklung; die amerikanische Akademie für pädiatrische Klassifikation im Bereich der seelischen Gesundheit ist bemüht, diese laufenden Projekte mit dem Ziel einer einheitlichen theoretischen und inhaltlichen Basis, zu koordinieren.

Achse IV: Psychosoziale Belastungssituation

Diese Achse wurde zur Unterstützung der Einschätzung verschiedener Formen und Schweregrade von psychosozialem Streß entwickelt. Diese beeinflussen eine ganze Reihe von Störungen im Baby- und Kleinkindalter prägend **mit**. (Im Gegensatz dazu ist bei traumatischen Streßstörungen, wie sie auf Achse I beschrieben sind, der akute oder chronische Streß der **kritische** Faktor, der für die Störung verantwortlich ist.)

Psychosozialer Streß kann im Leben eines Babys oder kleinen Kindes direkt vorkommen (z. B. eine Krankheit des Kindes, die seine Einlieferung ins Krankenhaus erfordert) oder indirekt (z. B. eine plötzliche Erkrankung eines Elternteils, die zur Trennung führt). Psychosozialer Streß kann akut oder anhaltend sein; er kann eine einzige Ursache haben bzw. mehrere oder kumulative Ereignisse beinhalten. Spezifische Ereignisse und Erlebnisse, welche Teil einer normalen Erfahrung in einer Kultur sind, können sich für ein Baby oder kleines Kind belastend auswirken, wie z. B. die Geburt eines Geschwisterchens, ein Familienumzug, die Rückkehr eines Elternteils zum Arbeitsplatz, nachdem dieser zu Hause war, oder der Eintritt des Kindes in einen Tagespflegeplatz oder eine Vorschule. Manche Kinder erleben diese Übergänge als leicht und passen sich problemlos an die neuen Umstände an. Wieder andere Belastungen und Belastungssituationen sind schwer und anhaltend; dazu gehören Armut, Gewalt in der Umgebung und Mißbrauch.

Wenn man sich mit dem Einfluß von direktem und indirektem psychologischen Streß auf Babys und kleine Kinder beschäftigt, ist es hilfreich, den Verlust grundlegender Sicherheit, Geborgenheit und des Wohlbefindens nicht außer Acht zu lassen, d. h., den beschützenden, unterstützenden „Schutzmantel", aus dem die direkte Pflegeumgebung des Kindes bestehen sollte. Der Untersucher muß also die Schwere einer spezifischen Art von psychosozialer Belastung von seinem Einfluß auf das Kind, der von der Reaktion der Umgebung modifiziert wird, unterscheiden. Das Umfeld kann das Kind vor einer bestehenden Belastung abschirmen und schützen und so seinen Einfluß verringern; es kann jedoch auch den Einfluß durch ein Versagen des Schutzes – aus Angst und/oder wegen anderer negativer Einstellungen – verstärken.

Der Einfluß eines streßbeladenen Ereignisses oder anhaltenden Stresses hängt im wesentlichen von drei Faktoren ab:

- Die Schwere des Stressors (seine Intensität und Dauer, die Plötzlichkeit

des Initialstresses und die Häufigkeit und Unvorhersehbarkeit seines Wiederauftretens).
- Der Entwicklungsstand des Kindes (chronologisches Alter, Begabung und Ich-Stärke).
- Die Abkömmlichkeit und Kapazität von Erwachsenen im Umfeld, welche als protektive Faktoren fungieren und dem Kind helfen können, den Stressor zu verstehen und damit umzugehen.

Die Absicht des angeführten Streßindex ist es, die Streßquelle, ihre Schwere und Dauer mit Augenmerk auf ein individuelles Baby oder kleines Kind zu identifizieren.

Je größer die Zahl der unterschiedlichen mitbeeinflussenden Faktoren ist, desto größer ist vermutlich die auf dem Kind lastende Streßbelastung.

Zu möglichen Folgen und Auswirkungen des Stresses, die in Betracht gezogen werden sollten, gehören Unterbrechungen der Entwicklung, symptomatische Verhaltensweisen, Veränderungen im Gefühlsausdruck und auch Beziehungsschwierigkeiten. Zum Zweck der Beurteilung des allgemeinen Einflusses von Streß auf ein Kind gehört der Versuch, die Versehrtheit/Unversehrtheit des Kindes bezüglich des Ausmaßes des Stresses, den individuellen Kapazitäten (inneren Ressourcen) und der gegebenen Unterstützung zu erfassen.

Die anderen Achsen in diesem Klassifikationssystem erfassen die spezifische Natur des Einflusses auf das Kind. In Anbetracht des rapiden Fortschreitens, der Entwicklungsschritte, der biologischen Reifung in den frühesten Lebensjahren und der relativen Sensibilität des Kindes auf Veränderung sowie der Fähigkeit, sich zu adaptieren oder auch nicht zu adaptieren, schlagen wir die folgende Definition für die Dauer des Ausgesetztseins eines Kindes einem „vorherrschend akuten" und einem „vorherrschend anhaltenden" Streß vor:

	Vorherrschend akut	Vorherrschend anhaltend
Im 1. Lebensjahr	unter einem Monat	unter einem Monat
Im 2. Lebensjahr	unter drei Monaten	über drei Monaten
Im 3. Lebensjahr	unter drei Monaten	über drei Monaten

Zur Verwendung des Index sollte der Untersucher alle Streßquellen identifizieren und die Schwere der Belastung determinieren (von leicht bis schwer). Danach sollte er den Einfluß des Stresses auf das Kind reihen, der von der Reaktion der Umwelt modifiziert werden kann, was wiederum den Einfluß abschirmen oder verstärken kann.

Um den letztlich gültigen Schweregrad einer Belastungssituation zu erfassen, ist es wichtig, alle Streßquellen aus dem Umfeld des Kindes zu identifizieren; ein Kind kann beispielsweise an einer Tagespflegestelle auch den Einfluß von Mißbrauch, psychischer Krankheit der Eltern, Trennung und Armut erfahren. Auf ähnliche Weise sollte man sichergehen, die momentanen „normalen" Streßquellen zu identifizieren, wie beispielsweise einen Familienumzug, die Geburt eines Geschwisterchens, den Eintritt in die Schule/Pflegestelle etc., gleichgültig, ob diese eine feststellbare negative Auswirkung haben oder nicht.

Streßindex

Streßquellen: anhaltend akut
Verführung
Mißbrauch – körperlich
Mißbrauch – sexuell
Mißbrauch – emotional
Adoption
Geburt eines Geschwisterchens
Tagespflegeplatz
Krankenhausaufenthalt
Verlust eines Elternteiles
Verlust einer anderen Hauptbezugsperson
Medizinische Krankheit
Umzug
Naturkatastrophe
Vernachlässigung
Erkrankung Elternteil – medizinisch
Erkrankung Elternteil – psychiatrisch
Armut
Schulanfang/Kindergarten Beginn
Trennung vom Elternteil – Arbeit
Trennung vom Elternteil andere Gründe
Plötzlicher Verlust des Zuhauses
Plötzliche Verletzung
Trauma der Bezugsperson
Gewalt in der Umgebung
Andere Gründe
Anzahl der Stressoren

Zur Frage der Auswirkung von Streß auf das Kleinkind

Der Untersucher sollte den kumulativen Einfluß aller oben angeführten Stressoren auf das Kind unter dem Aspekt des beschützenden Einflusses des Milieus betrachten.

Die unten angegebene Liste kann als Schweregradskala für klinische Zwecke oder zur Forschung verwendet werden:

1. Keine offensichtlichen Auswirkungen.
2. Leichte Auswirkungen – Streß verursacht nennenswerte Belastung, Spannung und Angst, überschneidet sich jedoch nicht mit der allgemeinen Adaption des Kindes, z. B. Reizbarkeit, zeitlich begrenzte Ausbrüche von Wut oder Geschrei, Veränderung der Schlafgewohnheiten etc.
5. Mittelschwere Auswirkungen – Streß wirft das Kind in Bereichen der Adaption aus der Bahn, wobei jedoch die zentralen Bereiche der Bezie-

hungsfähigkeit, Bezogenheit und Kommunikation nicht beeinträchtigt sind; z. B. klebt an der Mutter, will nicht zur Schule oder in die Tagespflege gehen, oppositionelles oder impulsives Verhalten, Schlafstörungen, etc.

7. Schwere Auswirkungen – signifikante Entgleisung in allen Bereichen der Adaption, z. B. das Kind zieht sich aus Beziehungen zurück, erscheint deprimiert und verschlossen, kann nicht beruhigt werden, wenn es weint, hat große Angst, kann nicht kommunizieren etc.

Achse V: Funktionell-emotionales Entwicklungsniveau

Die fünfte Achse dieses multiaxialen Diagnosesystems widmet sich der Art und Weise, in der ein Kind seine Erfahrungen internalisiert und organisiert, was durch sein soziales, interaktionelles, situationsangemessenes und intellektuelles „Funktionieren" reflektiert wird.

Kann das kleine Kind beispielsweise Erfahrungen in einer geistigen Repräsentation organisieren (ein multisensorisches, symbolisches Bild herstellen), wie es sich im symbolischen Spiel darstellen würde, oder ist das Kind ausgeliefert, seine innere Welt nur auf der Verhaltensebene auszuagieren?

Die Entwicklungsstufe, auf der ein Kleinkind affektive, interaktive, kommunikative, kognitive, motorische und sensorische Erfahrungen integriert und organisiert, wird auf dieser Achse bestimmt.

In diesem Schema konstituiert die Entwicklungsstufe eine Reihe elementarer, aufeinander bezogener Prozesse, die der Entwicklung folgend einer nach dem anderen auftauchen, von denen sich aber jeder einzeln weiterentwickelt und an Komplexität gewinnt. Wenn das Kind älter wird, entwickelt sich beispielsweise zuerst gegenseitige Aufmerksamkeit, gewinnt im Zuge der kindlichen Entwicklung an Dauer und wird später weiter unter komplexeren Voraussetzungen und bei komplexeren Verhaltensweisen beibehalten.

Das drei Monate alte Kind kann seinem Elternteil mindestens fünf bis zehn Sekunden mit dem Blick folgen, kann dasselbe 30 Sekunden lang einige Monate später, wobei es Freude zeigt, und im Alter von zehn oder elf Monaten kann es dann ein bis zwei Minuten aufpassen, dabei Spaß haben und ein Objekt im Spiel hin und her bewegen.

Wenn das Kind all dieser Entwicklungsleistungen und -schritte mächtig wird, ist es wichtig zu prüfen, ob es die seinem Alter entsprechende funktionell-emotionale Entwicklungsstufe erreicht hat.

Es ist ebenso wichtig festzustellen, unter welchen Bedingungen das Kind die Bewältigung dieses Entwicklungsniveaus bewiesen hat. So kann ein Kind beispielsweise dem Elternteil in ruhiger Umgebung Aufmerksamkeit schenken, sich einlassen und auf gegenseitige Weise mit dem Elternteil interagieren. Im Gegensatz dazu kann dieses Kind sich in einer lauten Umgebung abwenden, sich der Kommunikation geistig entziehen oder sich für das Spielen mit einem Spielzeug entscheiden, wobei es die Leute um sich herum nicht beachtet. Die elementaren kognitiv-emotionalen Entwicklungsprozesse und Leistungen, welche jede einzelne funktionale Entwicklungsstufe kennzeichnen, folgen nach. Die Altersstufen, auf denen sich jede Fähigkeit entwickelt, sind angeführt. Diese Achse bestimmt komplexe kognitive und emotionale kindliche Fähigkeiten im interaktionellen Kontext und stellt eine wesentliche Vorstufe der späteren Intelligenzdiagnostik dar.

I. Gegenseitige Aufmerksamkeit: Alle Altersstufen

Die Kapazität, Interesse an der Welt zu zeigen, indem ein Baby schaut und zuhört, wenn es angesprochen oder mit der nötigen visuellen, auditiven, bewegten und taktilen Erfahrung versehen wird, ist hier gemeint. Die Fähigkeit des Beziehungspaares (Dyade), sich gegenseitig Aufmerksamkeit zu schenken und für eine beträchtliche Zeitspanne entspannt und konzentriert zu bleiben, hängt vom Alter des Kindes ab; z.B. fünf und mehr Sekunden mit drei bis vier Monaten, 30 und mehr Sekunden mit acht bis zehn Monaten, zwei und mehr Minuten mit zwei Jahren und 15 Minuten mit vier Jahren.

II. Gegenseitige lustvolle Bezogenheit:
Mit drei bis sechs Monaten beobachtbar

Hier ist die Fähigkeit gemeinsamer emotionaler Involvierung gemeint, durch Schauen, fröhliches Lächeln und Lachen, synchrone Arm- und Beinbewegungen und andere Gesten, die ein Gefühl von Freude und affektiver Involvierung vermitteln, miteinander zu teilen. Diese Fähigkeit hat sich für gewöhnlich mit vier bis sechs Monaten gut entwickelt. Während sich die Beziehung weiter und tiefer entwickelt, zeigt das Kind ein wachsendes Gefühl von Sicherheit und Wohlbehagen, Interesse und Neugier an der Pflegeperson. Bei fortschreitender Entwicklung wird ein größeres Spektrum an Gefühlen zum Teil dieser Kapazität.

III. Interaktive Intentionalität und Reziprozität:
Zwischen sechs und acht Monaten beobachtbar

Die Fähigkeit, in beabsichtigter und reziproker Weise zu interagieren, wobei Signale gesetzt werden und auf die Signale des anderen reagiert wird, ist hier beschrieben. Die Fähigkeit für den gegenseitigen Austausch von Ursache- und Wirkungsverhalten umfaßt sensorisch-motorische Muster und verschiedene emotionale Neigungen, z.B. Ausstrecken, um aufgehoben zu werden, Neugier und Erforschen, Freude daran, einen Finger in Mutters Mund zu stecken.

Das Kind beginnt einen Kommunikationszyklus beispielsweise mit dem Betrachten eines Objekts (öffnet einen Kommunikationskreis), der Elternteil reagiert durch das Aufheben des Objekts und setzt es mit einem breiten Lächeln genau vor das Kind und sagt „Hier ist es!" Wenn das Kind dann vokalisiert, sich ausstreckt oder seinen Gesichtsausdruck verändert, schließt es den Kommunikationskreis, indem es auf der Reaktion des Elternteils aufbaut.

Diese komplexe Fähigkeit ist normalerweise mit acht Monaten gut etabliert. Die Anzahl und Komplexität der Interaktionen steigert sich, wenn das Kind heranwächst, vom Herstellen von drei bis vier kommunikativen Kreisen mit acht bis zehn Monaten, und zehn bis 15 Kreisen mit 12 bis 16 Monaten, zu 20 bis 30 Kreisen mit 20 bis 24 Monaten. Diese Kapazität sollte mit zunehmendem Alter des Kindes zunehmen: von zwei bis drei Jahren (30–40 Kreise) zu drei bis vier Jahren (50 und mehr Kreise).

IV. Symbolisch-affektive Kommunikation: Kinder über 18 Monate

Die Fähigkeit, eine abstrakte Vorstellung, wie sie sich in Sprache, Spiel und Rollenspiel zeigt, zur Kommunikation emotionaler Themen, Konflikte und Ideen zu verwenden, ist hier gemeint. Ein Kind beispielsweise, das mit 18 bis 24 Monaten vorgibt, ein Baby zu füttern oder ins Bett zu bringen, Autos zu zerstören etc. und mit 30 Monaten mit mehr Erläuterung und einfacher Sprache dasselbe ausdrückt, wie z. B. „bin zornig", „liebe Dich". Anfänglich können Gesten und Sprache konkret und funktional sein und mit täglichen Erfahrungen und Routinen in Verbindung stehen.

V. Symbolische Ausdruckswelt: Kinder über 30 Monate

Hier ist die Leistung des Kindes gemeint, mittels Gestik, Spiel und symbolischer Kommunikation seinen Ideen und Themen Ausdruck verleihen zu können, die über die primären Bedürfnisse hinausgehen, welche für die oben beschriebene frühe symbolische Kommunikation typisch sind.

Das Kind zeigt die Kapazität, symbolische Kommunikation anzuwenden, um zwei oder mehr emotionale Themen auf einmal im Sinne komplexerer Intentionen, Wünsche oder Gefühle zu vermitteln; z.B. Themen der Nähe oder Abhängigkeit, Trennung, Erkundung, Bestimmtheit, Wut, Stolz auf sich selbst oder Angeberei. Die Ideen müssen nicht aufeinander bezogen oder logisch miteinander verbunden sein; z. B. Laster stoßen zusammen und laden danach Blöcke auf, um ein Haus zu bauen.

VI. Symbolische Differenzierung I: Kinder über 36 Monate

Die Kapazität eines Kleinkindes, mit komplexen Intentionen, Wünschen und Gefühlen im Rollenspiel oder anderen Arten symbolischer Kommunikation umgehen zu können, die zwei oder mehr logisch verbundene Ideen beinhaltet. Das Kind kann das Wirkliche vom Unwirklichen unterscheiden und ist imstande, zwischen Phantasie und Wirklichkeit ohne Schwierigkeiten hin und her zu schalten. Mit 36 Monaten kann das Kind sowohl im Rollenspiel als auch in der realen Konversation symbolische Kommunikationskreise schließen.

VII. Symbolische Differenzierung II: Kinder über 42 Monate

Die Fähigkeit des Ausdrucks der kindlichen Innenwelt in einem komplexen Rollenspiel und in symbolischer Kommunikation, in welcher komplexe Intentionen, Wünsche oder Gefühle dargestellt werden. Das Spiel oder die direkte Kommunikation beinhalten drei oder mehr Themen, die logisch verbunden sind, das Kind kann zwischen Wirklichkeit und Phantasie unterscheiden und sich Konzepte von Kausalität, Zeit und Raum machen. Mit 42 bis 48 Monaten kann das Kind „wir-", „was-" und „warum"-Ausführungen planen, welche dramatischen oder realitätsbasierenden Dialogen Tiefe geben.

Richtlinien für die Feststellung des funktionell-emotionalen Entwicklungsniveaus von Stufe I bis VII

Die Feststellung dieser Achse sollte auf Beobachtungen, der Interaktion des Kindes mit jedem seiner Elternteile oder anderen signifikanten Betreuungspersonen fußen. Gegen Ende der Einschätzung hin sollte der Untersucher auch die Qualität seiner eigenen Interaktion mit dem Kind beurteilen und auf erreichte Ebenen hinweisen. Kleine Kinder können diese Prozesse verschieden lang aufrechterhalten und brauchen auch verschiedene Voraussetzungen zur optimalen Involvierung, um z.B. die Qualität des Beziehens aufrechtzuerhalten. Kinder, die sehr reaktiv oder sensibel auf verschiedene Sensationen und Ablenkungen sind, sind möglicherweise nicht fähig, gegenseitige Aufmerksamkeit oder Reziprozität aufrechtzuerhalten, außer wenn der Elternteil in eine ruhigere Umgebung wechselt und das Kind um weitere Aufmerksamkeit wirbt. Kinder, die unterreaktiv auf Input sind oder sich übermäßig auf das Spielen mit Spielzeugen konzentrieren, statt mit ihren Eltern zu spielen, können unter Umständen nicht affektiv involviert werden (wie sich durch gegenseitiges Ansehen und Freude zeigen würde), außer wenn der Elternteil sensorisch-motorischen Kontakt herstellt, um etwas Gegenseitigkeit herzustellen.

Es ist wichtig festzustellen, daß diese Prozesse in entwicklungsmäßiger Abfolge auftauchen und ein Baby oder kleines Kind, wenn es einmal über das erwartete Alter hinaus ist, diese Prozesse in verschiedenen Ausmaßen aufweist.

Um das funktionell-emotionale Entwicklungsniveau zu beurteilen, muß der Untersucher die folgenden Fragen für jede Stufe überlegen:

- Hat das Kind die zu erwartenden Fähigkeiten im Vergleich zur Altersnorm erreicht?
- Kann das Kind in verschiedenen Bedingungen, wie verschiedenen Affektzuständen, wie Freude, Wut, Frust, etc., unter Streß oder wenn die Umgebung verwirrend ist und überstimuliert, altersangemessen reagieren?
- Kann das Kind angemessener reagieren, wenn der Elternteil die Interaktion (durch sensorisch-motorische Mitarbeit [z. B.: Schwingen, Springen, gegenseitigen Druck, Singen]) unterstützt?

- Kann das Kind angemessener reagieren, wenn der Elternteil das Ausmaß an Streß oder Verwirrung in der Umgebung durch Regulation der Stimulationsstufe kontrolliert? (Lärm, Lichter, Anzahl von Leuten und Spielzeugen, etc.)
- Muß der Elternteil besonders geschickt sein, oder kann das Kind selbst altersangemessene Interaktionen (z.B. phantasievolles Rollenspiel) eröffnen?
- Kann sich das Kind in einer komplexen, realitätsbezogenen Konversation behaupten?

Mit anderen Worten, der Untersucher sollte die Entwicklungs-Funktionsstufe, die das Kind erreicht hat, danach beurteilen, ob sie altersangemessen ist, wie lange sie aufrechterhalten werden kann, und unter welchen Voraussetzungen sich das Kind voll einbinden läßt.

Funktionell-emotionales Entwicklungsniveau, I bis VII

Es gibt zwei Schritte zur Bestimmung der funktionalen Entwicklungsstufe. Der erste verlangt eine Einschätzung der Qualität des Spiels und der Interaktion des Kindes mit jedem der signifikanten Menschen in seinem Leben. Man identifiziere alle spezifischen Stufen, die das Kind erreicht hat, und mit wem es sie erreicht hat. Der zweite Schritt verlangt die Zusammenfassung der allgemeinen Funktionsebenen. Beide sind nachstehend beschrieben.

Einschätzung der Qualität des Spiels und des kindlichen Anteils der Interaktion mittels der erreichten Stufe und dem Ausmaß an Konstanz (Beurteilungsnoten von 1–6), diese Stufe unter allen situativen Gegebenheiten zu erreichen

Man bestimme die folgenden Stufen durch Beobachtung des Kindes in der Interaktion mit jedem Elternteil, anderen Pflegepersonen und dem Untersuchenden. Diese Stufen können auch als Richtwerte und Skalen für klinische Arbeit und Forschungszwecke angesehen werden. Jede Person sollte gebeten werden, in der üblichen Weise mit dem Kind ca. zehn Minuten mit Spielzeug oder ein Rollenspiel zu spielen. Achten Sie darauf, daß dem Kind vertrautes Spielzeug zur Verfügung steht.

Merke: Wenn das Kind älter wird, müssen sowohl die momentane als auch die vergangenen Entwicklungsstufen beurteilt werden.

1. Das Kind zeigt die altersgemäß zu erwartenden Fähigkeiten unter allen Bedingungen und mit der vollen Breite seines Gefühlsrepertoirs.
2. Altersangemessene Stufe, jedoch verringert und beeinträchtigt durch Streß und/oder mit eingeschränkter Bandbreite des Affekts.
3. Das Kind zeigt die Fähigkeit grundsätzlich, kann aber im Vergleich mit der Altersnorm nicht mithalten; z.B. bezieht sich, jedoch auf unreife Weise.
4. Braucht gewisse Strukturen oder sensorisch-motorische Unterstützung, um die Kapazität zu zeigen; manifestiert die Kapazität andernfalls zeitweise/inkonsequent.

5. Zeigt diese Kapazität selbst mit Unterstützung kaum.
6. Hat diese Stufe noch gar nicht erreicht.

NA = Nicht anwendbar (z.B. Kind ist unter dem Alter, in dem diese Kapazität von ihm zu erwarten ist).

Zusammenfassung

Funktional-emotionale Entwicklungsstufe

Mutter   Vater   Andere   Untersucher

I = *Gegenseitige Aufmerksamkeit:* Fähigkeit der Dyade, sich gegenseitig Aufmerksamkeit zu schenken (alle Altersstufen).

II = *Gegenseitige Involvierung (lustvolle Bezogenheit):* Fähigkeit gegenseitiger emotionaler Involvierung, die durch Blicke und Gesten etc. zu erkennen ist (ab 3.–6. Monat).

III = *Interaktive Intentionalität und Reziprozität:* Fähigkeit zur Ursache-Wirkungs-Interaktion, in der das Kind Signale sendet und zweckmäßig auf die Signale einer anderen Person reagiert; involviert sensorisch-motorische Koordinationsfähigkeiten und eine Reihe verschiedener emotionaler Ausdrucksweisen (6.–8. Lebensmonat).

IV = *Symbolische, affektive Kommunikation:* Kapazität zur Abstraktion und Symbolkreation, wie sie sich in Sprache, Spiel und im Kommunizieren emotionaler Themen der kindlichen Innenwelt (über 18 Monate) äußert.

V = *Symbolische Ausdruckswelt:* Fähigkeit des Kindes, mittels Gestik, Spiel und symbolischer Kommunikation seinen Ideen und Themen Ausdruck zu verleihen. Es ist in der Lage, eine symbolische Kommunikation anzuwenden, um zwei oder mehr emotionale Themen auf einmal im Sinne komplexerer Intentionen, Wünsche oder Gefühle zu vermitteln (über 30 Monate).

VI = *Symbolische Differenzierung:* Fähigkeit, mit komplexen Absichten, Wünschen und Gefühlen im Rollenspiel und in symbolischer Kommunikation umzugehen, in der unterschiedliche Themen und Inhalte logisch aufeinander bezogen sind; weiß, was wirklich und unwirklich ist, und schaltet zwischen Phantasie und Realität hin und her (über 36 Monate).

VII = *Symbolische Differenzierung II:* Die Fähigkeit, ein komplexes Rollenspiel selbst zu gestalten und symbolische Kommunikation auszudrücken, die von drei oder mehr Themen logisch miteinander verbunden sowie von Kausalität, Zeit und Raum charakterisiert sind (über 42 Monate).

Zusammenfassung des funktionell-emotionalen Entwicklungsniveaus

Eine zusammenfassende Feststellung des funktionell-emotionalen Entwicklungsniveaus basiert primär auf direkter Beobachtung des Kindes und auf direkte Interaktion mit dem Kind; es ist jedoch auch wichtig, nach dem Funktionieren des Kindes zu Hause und zu anderen Zeitpunkten vor der Bestimmung dieser Achse zu fragen. Die Beurteilung fußt immer auf dem optimalen Funktionieren des Kindes, selbst wenn diese Stufe nicht bei allen Pflegepersonen konstant ist. Die individuellen und situativen Schwankungen des Kindes sollten bei der Bestimmung des Entwicklungsniveaus bedacht werden.

1. Hat das erwartete Niveau voll erreicht.
2. Ist am zu erwartenden Niveau, jedoch mit Einschränkungen.
    a. Funktioniert auf dieser Stufe nicht in der vollen Affektbreite, z. B. Nähe, Bestimmtheit, Wut, Furcht und Angst.
    b. Funktioniert auf dieser Stufe nicht unter Streß.
    c. Funktioniert auf dieser Stufe nur mit bestimmten Pflegepersonen und nicht mit anderen, obwohl diese alle einigermaßen geschickt und unterstützend sind.
3. Hat die momentan erwartete Stufe nicht, aber alle vorangegangenen Stufen erreicht (zeige an, welche).
4. Hat die momentan erwartete Stufe nicht erreicht, hat aber einige vorangegangene Stufen erreicht (zeige an, welche).
5. Erreicht diese Stufe selbst mit Unterstützung und in optimaler Form kaum.
6. Erreicht diese Stufe noch gar nicht.

Beispiel: Ein 2 Jahre altes Kind spielt mit seiner Puppe und kann mit der Bemerkung: „Puppe Finger weh" auf seinen, am Vortag verletzten, aber nicht mehr schmerzenden Finger aufmerksam machen. Es schaukelt die Puppe und signalisiert, getröstet werden zu wollen. Es möchte damit die Geschichte des Verletzungsherganges wiederholen, um mit seinen Erinnerungen an das Geschehene fertig zu werden. Beurteilung: IV.1

Beispiel: Das gleiche Erlebnis wird vom 3jährigen Kleinkind differenzierter vorgestellt. Es bringt die Puppe, spielt weinen und verlangt einen Verband für dessen Finger. Die Puppe war gestern im Spital, erklärt es, der Finger tut zwar nicht mehr weh, aber die Puppe mag den Arzt im Spital nicht. Dann wechselt es auf die „Ich"-Form und erzählt, daß der Spitalsarzt weniger nett sei wie der ihm bekannte Kinderarzt. Es bittet, bei der nächsten Verletzung zum bekannten Kinderarzt gebracht zu werden. Beurteilung: VI.1-2

Appendix 1: Globale Einschätzungs-Skala der Eltern-Kind-Beziehung (GES-EKB)

Die folgenden Zahlenwerte von 10–90 sind Beurteilungsnoten des Schweregrades der vorliegenden Beziehungsqualität, d.h. es wird erst die Art und Qualität einer Beziehungssituation beurteilt (Achse 2, 900 bis 906), z.B. „überinvolviert" (901), und erst in einem nächsten, davon unabhängigen Schritt der Schweregrad der Störung mittels der GES-EKB festgelegt.

Diese Skala soll zur Feststellung der Qualität der Kleinkind-Eltern-Beziehung verwendet werden und reicht von gut adaptiert bis schwer gestört. Im allgemeinen wird erwartet, daß die Skala nach einer klinischen Einschätzung des Problems eines Kindes vervollständigt wird. Beziehungsprobleme können an der Seite von symptomatischen Verhaltensweisen des Kindes auftreten, sind mit diesen jedoch nicht synonym. Das bedeutet, daß ernstliche Symptome am Kind ohne Beziehungspathologie auftreten können und daß Beziehungen pathologisch, aber ohne offensichtliche Symptome am Kind sein können. Der Grund für Beziehungsprobleme muß zur Verwendung der Skala nicht bekannt sein, sie können aber vom Kind ausgehen, der Pflegeperson, dem einzigartigen Zusammenspiel von Kind und Pflegeperson oder aus dem größeren sozialen Kontext kommen. Stressoren, die auf die Beziehung einwirken, können ätiologisch signifikant sein, erfahren aber keine Benennung. Was jedoch kodiert wird, ist lediglich das Muster der Beziehung und der Schweregrad der Beeinflussung auf die kindliche Entwicklung und nicht die Stärke des Stressors.

90 Gut adaptiert

Beziehungen in diesem Bereich funktionieren besonders gut. Sie sind nicht nur gegenseitig erfreulich und für gewöhnlich konfliktfrei, sondern auch wachstumsfördernd für die Entwicklung beider Partner.

80 Ausgeglichen

Beziehungen mit einer Bestimmung des Funktionsniveaus in diesem Bereich zeigen keine signifikante Psychopathologie. Sie sind von Interaktionen charakterisiert, die meist reziprok und synchron und einigermaßen erfreulich sind. Der Entwicklungsfortschritt der Partner ist in keiner Weise vom Muster der Beziehung behindert, was ausreichend für beide Partner ist.

70 Etwas unausgewogen

Das Funktionsniveau der Beziehungen, die in diesem Bereich kodiert werden, ist nicht optimal. Die Störung ist jedoch auf einen Teilbereich des Funktionierens limitiert, während im allgemeinen die Beziehung akzeptabel funktioniert. Die Störung dauert zwischen ein paar Tagen und ein paar Wochen.

60 Stark aus dem Gleichgewicht

Die Qualität von Beziehungen in diesem Funktionsbereich ist auf eine bestimmte Weise belastet, aber im großen und ganzen in Ordnung und noch befriedigend für die Partner. Das Auftreten der Störung ist auf ein oder zwei problematische Bereiche beschränkt. Außerdem kann erwartet werden, daß das Paar die Beziehungsschwierigkeiten erfolgreich löst und das Muster sich nicht anhaltend fortsetzt. Die Störung dauert nicht länger als einen Monat. Die betroffenen Personen können wegen der Störung beunruhigt sein, sind aber im allgemeinen nicht überbesorgt, sondern interpretieren die Veränderung mit der Bandbreite von zu erwartenden Reaktionen, die wahrscheinlich von kurzer Lebensdauer sind.

Beispiel: Ein Kleinkind entwickelt das Verweigern der Nahrung beim Gefüttertwerden durch die Mutter erstmals als Folge der Geburt eines neuen Geschwisterchens.

50 Deutlich gestreßt

Die Qualität der Beziehungen in diesem Funktionsbereich sind mehr als vorübergehend beeinträchtigt, sie behalten jedoch trotzdem eine gewisse Flexibilität und adaptive Qualitäten bei. Ein oder beide Elternteile können ein gewisses Unbehagen im Kontext der Beziehung entwickeln, und der entwicklungsmäßige Fortschritt der Dyade ist wahrscheinlich gehindert, wenn sich das gestörte Muster nicht wieder verbessert. Die involvierten Erwachsenen können besorgt über das gestörte Beziehungsmuster sein oder auch nicht; offene Symptome, die aus der Störung resultieren, sind unwahrscheinlich.

Beispiel: Ein Kind ist deutlich gestreßt und beunruhigt, weil die Mutter seine Signale, das Füttern und die Interaktionen mit Blickkontakt zu verlangsamen, ignoriert. Andere Bereiche des Funktionierens zeigen keine Interaktionsprobleme oder Beunruhigungen des Kindes.

40 Dysfunktional

Beziehungen in diesem Funktionsbereich scheinen das Paar einem beträchtlichen Risiko einer Dysfunktion auszusetzen. Alle adaptiven Qualitäten der Beziehung beginnen, von gestreßten und problematischen Merkmalen überschattet zu werden. Obwohl sie nicht tief verwurzelt sind, erscheinen die Muster mehr als transient und beginnen, die subjektive Erlebniswelt eines oder beider Partner andauernd nachteilig zu beeinflussen.

Beispiel: Elternteil und Kind involvieren einander in massives Necken und exzessive Machtkämpfe in mehreren Bereichen, wie Füttern, Anziehen und Zubettgehen. Obwohl Elternteil und Kind freudvolle Interaktionen versuchen, gehen sie oft zu weit, was einen oder beide Partner bekümmert zurückläßt.

30 Gestört

Beziehungen in diesem Funktionsbereich sind von relativ stabilen maladaptiven Interaktionen und Kummer eines oder beider Partner innerhalb des Beziehungskontexts gekennzeichnet. Starre maladaptive Interaktionen sind, besonders wenn sie Kummer für einen oder beide Partner auslösen, das Kennzeichen gestörter Beziehungen. Interaktionen in gestörten Beziehungen können, obwohl sie im allgemeinen konfliktreich sind, auch ohne offene Konflikte, stattdessen entwicklungsmäßig größtenteils unangebracht sein.

Beispiel: Ein deprimierter Elternteil sucht immer wieder Trost bei seinem Kind, wobei er aktives Trost- und Pflegeverhalten vom Kind verlangt.

20 Schwer gestört

Beziehungen in diesem Funktionsbereich sind schwer beeinträchtigt. Einer oder noch wahrscheinlicher beide Partner sind durch das Erlebnis der negativen Beziehungsveränderung ernstlich beunruhigt und in Sorge. Ein signifikanter Teil der Interaktion ist fast immer konfliktbeladen.

Beispiel: Ein Vater und sein Kleinkind interagieren oft in konfliktreicher Art und Weise. Der Vater setzt keine Limits, bis er ausrastet und das Kleinkind verprügelt. Das Kleinkind ist provokant, und der Vater ist ständig wütend darüber.

10 Massiv und extrem beeinträchtigt

Beziehungen in diesem Funktionsbereich sind gefährlich desorganisiert. Die Interaktionen sind so häufig gestört, daß das Kleinkind in ständiger Gefahr schwebt, körperlich verletzt zu werden. Jegliche positive Entwicklung ist massiv beeinträchtigt.

Appendix 2: Die multisystemische Entwicklungsstörung

Es folgen deskriptive Kriterien für die drei Muster multisystemischer Entwicklungsstörung. Weil man von Kleinkindern bis zu einem gewissen Alter nicht erwartet, gewisse soziale Verhaltensweisen an den Tag zu legen (z.B. einfache und komplexe Gesten), sollte man die folgenden Richtlinien beachten.

Eine Klassifikation von Muster A kann nur an einem Kind, das über fünf Monate alt ist, vorgenommen werden (wenn man beginnen kann, simple Gesten und beabsichtigte Kommunikation zu erwarten).

Eine Klassifikation von Muster B kann an einem Kind, das über neun Monate alt ist, vorgenommen werden, eine Klassifikation von Muster C bei einem über 15 Monate alten Kind.

Muster A

Bezogenheit und Interaktion: Diese Kinder erscheinen sehr unbezogen und ziellos. Sie können lediglich über direkte sensorische Involvierung vereinnahmt werden, wobei sie auf die sensorische Herausforderung, involviert zu werden, reagieren. Sie können einen beispielsweise ansehen, wenn man ihnen den Weg versperrt, oder die Hand nehmen und auf einen Punkt auf einem Teppich legen, den sie selbst berühren. Sie können anzeigen, zwischen Polstern gedrückt zu werden oder einen an der Hand zu halten, um auf und ab zu hüpfen, oder Klebebälle, die ihren Körper berühren, zu entfernen.

Affekt: Es scheint ihnen an zwischenmenschlicher Wärme oder Freude zu fehlen, und sie zeigen einen flachen, unangemessenen, unmodulierten und undifferenzierten Affekt.

Kommunikation und Sprache: Diese Kinder zeigen wenig und wenn, nur gleichbleibend simple, beabsichtigte Gesten, es sei denn, diese Verhaltensweisen dienen der Suche nach Stimulation oder Essen. Sie bedienen sich keiner expressiven Sprache, machen bei symbolischem Spiel nicht mit und scheinen sich nicht einmal mit bestimmten Objekten näher zu befassen.

Sensorische Verarbeitung: Diese Kinder zeigen mehr Selbststimulation und rhythmische Verhaltensweisen als andauernde Beschäftigung mit Objekten (so wie Muster C). Sie suchen ständig sensorische Erfahrungen durch ihre Körper, wobei sie Bewegung, Berührung, Druck, „Schauen" etc. anwenden, jedoch außerstande sind, diese zu zwischenmenschlichen Interaktionen und Gefühlen zu verbinden.

Einerseits tendieren sie dazu, auf Empfindungen unterreaktiv zu sein, geringen Muskeltonus zu besitzen und immer mehr intensives Input zu verlangen, um zu reagieren. Andererseits können sie akut sensibel auf bestimmte Stimuli reagieren, auf welche sie dann überreagieren oder welchen sie ausweichen wollen. Sowohl Unter- als auch Überreaktivität sind jedoch typisch, z.B. sind Kinder überreaktiv auf taktile Merkmale und bestimmte Merkmale von auditivem Input (hypersensibel auf bestimmte Laute) und unterreaktiv auf vestibuläre und propriozeptive Erfahrungen, die zu der Suche (dem Sehnen) nach diesen Inputs durch andere und durch Eigenstimulation führen. Diese Kinder haben eine geringe Wahrnehmung und Vorstellung davon, wo/wie ihr Körper im Raum (Raum-Lagestörung) ist, und es ist oftmals intensive körperliche Aktivität notwendig, um ein Feedback zu bekommen.

Sie zeigen auch größte Schwierigkeiten mit der Planung ihrer Bewegungsabläufe (sind unfähig, Bewegungen in eine Reihenfolge zu bringen, um Spielzeug zu manipulieren, zu bauen, Puzzles zu legen etc.). Stimulationssuchende Verhaltensweisen bieten eine Möglichkeit für intentionale Kommunikation und Sprache.

Adaptation: Diese Kinder neigen dazu, katastrophale Reaktionen auf neue Erfahrungen und Veränderungen der vertrauten Routine und Umgebung zu zeigen, was sich durch extreme Anfälle oder panische Zustände zeigt oder dadurch, daß sie völlig unterreagieren, indem sie wenig oder gar keine Reaktion zeigen oder sich „ausblenden". Diese Muster sollten nicht vor dem fünften Lebensmonat diagnostiziert werden, da die Kapazität zum Beziehungsaufbau und zur gerichteten Aufmerksamkeit zwar früher beginnt, dies aber bis zum fünften Monat unter den individuellen gegebenen Variationen nicht offensichtlich sein muß. Durch therapeutische Interventionen, die die notwendigen Vorstufen der sensorischen und affektiven Involvierung bereitstellen helfen und sich mit der Unterreaktivität, der Hypersensitivität und den motorischen Bewegungsplanungsschwierigkeiten befassen, können diese Kinder mit der Zeit ein verbessertes Beziehungsverhalten und Sinnhaftigkeit erlernen.

Muster B

Bezogenheit und Interaktion: Das Kind pendelt zwischen Zuständen der Bezogenheit und Zuständen völliger Unbezogenheit und des Rückzugs, wobei es sehr rasch aus kurzen Momenten geglückter Verbindung entflieht. Das Kind involviert sich kurzfristig in eine Aktivität mit einem anderen, aber nicht direkt mit der anderen Person. Diese Kinder können beispielsweise über den Weg des Hindernisses ihrer repetitiven Aktivität involviert sein

(z. B.: mit einem Zug hin- und herfahren, ihren Weg verstellen, oder das Auto, das sie wollen, verstecken etc.).

Affekt: Der gefühlsmäßige Ausdruck erscheint zugänglich aber flüchtig, gekennzeichnet von kleinen Episoden scheinbarer Befriedigung und Freude, aber meist ohne tiefe zwischenmenschliche Freude und Wärme. Diese Kinder genießen tendenziell die repetitive ausgedehnte Beschäftigung mit Objekten (anstatt von Selbststimulation), sind aber von der Überkonzentration auf diese Objekte abhängig, um ihr sensorisches und zwischenmenschliches Input zu kontrollieren und zu modulieren (siehe unten).

Kommunikation und Sprache: Solch ein Kind kann periodisch simple beabsichtigte Gesten verwenden, wie motorische Gesten, Vokalisierung und Signale, um auf eine mechanische Aktivität zu interagieren; z.B. nimmt es einem ein Spielzeug aus der Hand und wirft es wiederholt zu Boden. Gelegentlich sind konstruktive Interaktionen möglich, wie das Zureichen eines Blocks, um zu bauen, oder das Hinzufügen eines Autos zu einer Autoschlange (solange man die „Reihenfolge" der Autos nicht ändert). Mit etwa einem Jahr kann das Kind anfangen, ein paar Worte zu sprechen, wie „Baba", „Mama" oder „Papa", und beginnt die Sprache, die es zwischen 15 und 24 Monaten beherrschte, wieder zu „verlieren".

Sensorische Verarbeitung: Diese Kinder zeigen mehrere gemischte Muster sensorischer Reaktivität und variablen Muskeltonus. Sie sind viel organisierter (als Muster A) in ihrer Suche nach Stimulation, laufen und hüpfen absichtlich, wollen geschwungen werden und suchen taktiles Input. Sie zeigen auch ein besseres Körperschema und treten nicht immer auf oder gegen Gegenstände. Ihre visuellen und räumlichen Fähigkeiten sind oft besser entwickelt als das auditive Verarbeiten: z.B. können Kinder imstande sein, Puzzles zu legen, oder wissen, in welche Richtung sie gehen müssen. Bewegungsplanung ist trotzdem sehr schwierig, aber die Kinder können simple oder gut eingeübte Sequenzen ausführen (z.B. auf der Rutsche rutschen) oder mit Spielzeug spielen, das rollt oder einfache Ursache-Wirkung-Aktionen durchführt.

Adaptation: Diese Kinder tendieren dazu, weder Veränderungen noch Übergänge gut zu meistern, können sich aber an Routinen besser adaptieren, wenn sie nicht sensorisch überbeansprucht werden. Sie bleiben sehr eingeschränkt in der Bereichsbreite an Erfahrungen, mit denen sie umgehen können, wozu deutliche Grenzen zählen bezüglich dessen, was sie essen und anziehen.

Dieses Muster sollte nicht vor dem neunten Monat diagnostiziert werden, da die Kapazität für interaktive Sequenzen zwar früher beginnt, sich aber unter den individuellen Variationen nicht vor neun Monaten zeigen muß.

Durch therapeutische Interventionen, welche die interaktiven Sequenzen erweitern, können diese Kinder in zunehmendem Maße komplexere Verhaltens- und affektiv belebte Interaktionen erlernen.

Muster C

Bezogenheit und Interaktion: Das Kind bezieht sich auf andere, tut das jedoch nach dem dialogischen Prinzip und muß gewöhnlich die Kontrolle über den Beginn und das Ende der Interaktionen haben. Das Kind läßt sich direkt und durch Objekte umwerben, es wird ihm jedoch schnell zu viel. Wenn es überfordert ist, zieht es sich auf organisierte Weise zurück, es wechselt beispielsweise die Seite im Raum oder versteckt sich hinter einem Sessel, wobei es möglicherweise wieder Augenkontakt aufnimmt, wenn es „sicher" ist. Diese Kinder können in konstruktive Interaktionen integriert werden und verwenden ihre Interessen und Lieblingsobjekte, indem sie etwa die Autoschlüssel verstecken und diese dann gegen Spielzeuge schlagen. Solche Aktivitäten bringen oft ein Lächeln mit sich. Die Kinder tendieren auch dazu, sich intensiv zu beschäftigen, aber sie erlauben einem, die Beschäftigung in Interaktion zu verwandeln; sie entfernen z. B. spielerisch ihre Hand hinter der Tür, welche sie immer wieder zu öffnen und schließen versuchen. Man kann sie in Interaktionen verwickeln und dazu bringen, mehr „Einmischung" zu tolerieren. Das Kind hat eine Vorstellung davon, was es will. Das Kind tendiert auch dazu, manche Grenzen zu suchen, z. B. seine Trennung von anderen, indem es sich hinter eine Bank stellt, um in einer selbst-organisierten Form zu interagieren.

Affekt: Es gibt Momente wirklicher zwischenmenschlicher Freude, die sich mit geplantem Ausweichen und Zeiten der Unnahbarkeit abwechseln. Genuß wird in spontaner Interaktion, sehr gut voraussagbaren Gestenspielen und Liedern, die wiederholt ausgeführt werden, und körperlichen Aktivitäten (z. B. „Herumtollen") sichtbar.

Kommunikation und Sprache: Diese Kinder sind immer fähig, simple Gesten und manche Momente komplexer beabsichtigter Kommunikation auszuführen, um ihre Bedürfnisse und Wünsche zu erfüllen. Ein Kind kann z. B. die Hand des Elternteils ergreifen, damit er/sie ihm hilft, die Tür zu öffnen. Diese Kinder können langsam lernen, einzelne Wörter oder Zweiwortsätze absichtlich zu verwenden. In vielen Fällen folgt dies einer Unterbrechung spontanen Spracherwerbes (oder simpler Zeichensprache oder dem Zeigen auf Bilder) zwischen 18 und 24 Monaten. Diese Kinder können leichter repetitive, verbale Muster wie das Alphabet, vertraute Kinderlieder oder Video- und Büchertexte lernen. Sie brauchen viel Interaktion, um ihre Fortschritte bei absichtlichem Sprachgebrauch halten zu können und durch solches Üben spontaner und adaptiver zu werden.

Diese Kinder können – in Bedrängnis geraten – Schimpfwörter verwenden, wenn ihre Bedürfnisse oder Wünsche blockiert werden und sie unheimlich wütend sind. Dies geht gewöhnlich mit heftigen Bewegungen einher. Die Kinder können auch beginnen, mit simplem symbolischem Spiel zu experimentieren, das mit ihrer direkten Erfahrung in Zusammenhang steht, wobei sie Spielzeuge als das wahrnehmen, was sie in Wirklichkeit sind (z. B. können sie versuchen, ein Spielzeugkeks zu essen oder in ein

Spielzeugauto zu steigen oder sogar auf einem kleinen Schulbus oder einem Spielzeugpferd zu sitzen).

Sensorische Verarbeitung: Diese Kinder beginnen, ihre Eindrücke zu integrieren, zeigen aber trotzdem gemischte Reaktivität mit stärkerem Hang zum Überreagieren und Aufgeregtsein. Die Bewegungsplanung ist noch schwierig, kann aber leichter gemeistert werden (im Unterschied zur Unterreaktivität von Muster A).

Adaptation: Von den drei genannten Typen sind diese Kinder die adaptivsten, neue Erfahrungen sind jedoch schwierig. Sie neigen dazu, sich einer organisierten negativen absichtlichen Ausweichtaktik zu bedienen und ziehen sich nur periodenweise zurück. Mit Übergängen tun sie sich leichter, wenn man ihnen genug Zeit und Signale und Gesten zur Vorbereitung gibt.

Dieses Muster sollte nicht unter einem Alter von 15 Monaten diagnostiziert werden, denn, obgleich die Kapazität zu komplexen Verhaltensweisen und Gesten schon früher entwickelt wird, kann sie bis 15 Monate nicht sichtbar in Erscheinung treten, wenn man individuelle Variationen betrachtet. Diese Kinder können sich zeitweise abrupt verhalten (später auch verbal) und absichtlich negativ und ausweichend (z. B. sich wegdrehen), wenn man sie überfordert. Durch Interventionen, die die interaktiven Sequenzen verlängern und die symbolische Erläuterung von Affekten fördern, können diese Kinder ständig zunehmende Intimität, emotionale Expressivität und eine Ebene des symbolischen Denkens erlernen.

Appendix 3: Erklärung des Klassifikationssystems

Richtlinien zur Selektion der passenden Diagnose

Die primäre Diagnose sollte die vordringlichsten Merkmale der Störung widerspiegeln. Die folgenden Richtlinien helfen dem Untersucher dabei zu entscheiden, welche Diagnose Vorrangstellung einnimmt.

1. Traumatische Streßstörung sollte als eine erste Möglichkeit betrachtet werden. Das heißt, daß die Störung ohne diesen Streß nicht vorhanden wäre.
2. Regulatorische Störungen sollten dann in Betracht gezogen werden, wenn es eine klare konstitutionell- oder reifebedingt sensorische oder motorische Schwierigkeit, eine Verarbeitungsschwierigkeit, eine Organisationsschwierigkeit oder eine Integrationsschwierigkeit gibt.
3. Eine Diagnose: Anpassungsstörung sollte dann in Betracht gezogen werden, wenn die vorliegenden Probleme mild und von relativ kurzer Dauer sind (weniger als vier Monate) und mit einem klaren umgebungsbedingten Ereignis in Zusammenhang stehen.
4. Störungen der Stimmung und des Gefühls sollten in Betracht gezogen werden, wenn es weder eine klar konstitutions- oder reifebedingte Verletzlichkeit noch schweren oder signifikanten Streß oder ein Trauma gibt, und wenn die Schwierigkeit nicht leicht oder von kurzer Dauer ist.
5. Multisystemische Entwicklungsstörung und reaktive Bindungsstörung, Vernachlässigung, Mißhandlungsstörung sollten Vorrangstellung vor allen anderen Kategorien haben.
6. Beziehungsstörung sollte dort in Betracht gezogen werden, wo eine bestimmte Schwierigkeit nur in einer Beziehung mit einer bestimmten Person auftaucht.
7. Verwenden Sie Achse I nicht, wenn die einzige Schwierigkeit die Beziehung betrifft.
8. Reaktive Bindungsstörung sollte der inadäquaten grundlegenden körperlichen, psychologischen und emotionalen Pflege vorbehalten bleiben.

9. Gewöhnliche Symptome, wie Fütterungs- und Schlafstörungen, verlangen nach einer Feststellung der dieser Störung zugrundeliegenden Basis: z.B. akutes Trauma, Adaptationsreaktion, reaktive Bindungsstörung, Vernachlässigung, Mißhandlungsstörung, regulatorische und multisystemische Entwicklungsstörungen oder eine andere Gruppe von Problemen.

10. Selten kann ein Kind zwei primäre Voraussetzungen erfüllen (z.B. eine Schlafstörung und eine Trennungsangst.)

Achse I: Primäre Diagnose

Die primäre Diagnose sollte die vordringlichsten Merkmale der Störung widerspiegeln.

100. Posttraumatische Streßstörung

Ein Kontinuum von Symptomen, die mit einem einzelnen Ereignis in Verbindung stehen, eine Serie zusammenhängender traumatischer Ereignisse oder chronisch anhaltender Streß:

1. Wiedererfahren des Traumas, wie es sich durch folgendes zeigt:
    a. Posttraumatisches Spiel.
    b. Wiederkehrende Erinnerungen des traumatischen Ereignisses außerhalb des Spiels.
    c. Wiederholte Alpträume.
    d. Kummer durch Erinnerungen an das Trauma.
    e. Wiedererinnerungen oder Dissoziation.

2. Verringerung der Responsivität und Verlangsamung der Entwicklung:
    a. Verstärkter sozialer Rückzug.
    b. Eingeschränktes Spektrum des Gefühls.
    c. Zeitlich begrenzter Verlust der vorher erworbenen Entwicklungsfähigkeiten.
    d. Rückgang des Spielens.

3. Symptome verstärkter Erregbarkeit:
    a. Alpträume.
    b. Einschlafschwierigkeiten.
    c. Wiederholtes nächtliches Erwachen.
    d. Signifikante Aufmerksamkeitsschwierigkeiten.
    e. Gesteigerte Wachsamkeit.
    f. Übertriebene Schreckreaktion.

4. Symptome, die vorher nicht auftraten:
    a. Aggression gegen Gleichaltrige, Erwachsene oder Tiere.
    b. Trennungsangst.

c. Angst, allein auf die Toilette zu gehen.
   d. Angst vor der Dunkelheit.
   e. Andere neue Ängste.
   f. Selbstzerstörerisches Verhalten oder provokativer Masochismus.
   g. Sexuelle und aggressive Verhaltensweisen.
   h. Andere nonverbale Reaktionen, z. B. somatische Symptome, körperliches Nachstellen der Situation, Wundmale auf der Haut, Schmerzen oder Darstellen.

200. Affektstörung

Konzentriert sich auf die Erfahrung des Kindes und auf Symptome, die ein allgemeines Merkmal des Kindes sind, statt für eine Situation oder Beziehung spezifisch zu sein.

201. Angststörungen im Kleinkindalter und in der frühen Kindheit

Erhöhtes Angstniveau oder Furcht, die über zu erwartende Reaktionen auf normale Entwicklungshürden hinausgehen:

1. Vielschichtige oder spezifische Ängste.
2. Exzessive Trennungs- oder Fremdenangst.
3. Exzessive Angst oder Panik ohne klaren Auslöser.
4. Exzessive Hemmung oder Einschränkung des Verhaltens.
5. Mangel an Entwicklung grundlegender Ich-Funktionen.
6. Agitation, unkontrollierbares Weinen oder Schreien, Schlaf- und Eßstörungen, Rücksichtslosigkeit und andere Verhaltensweisen.

Kriterium: Sollte mindestens zwei Wochen lang anhalten und das normale Verhalten beeinträchtigen.

202. Stimmungsstörung: Verlängerte Gram- und Trauerreaktion

1. Das Kind kann weinen, rufen, den abgängigen Elternteil suchen, wobei es Trost verweigert.
2. Emotionaler Rückzug mit Lethargie, traurigem Gesichtsausdruck und Mangel an Interesse an altersangemessenen Aktivitäten.
3. Essen und Schlafen kann gestört sein.
4. Rückentwicklung der bisher erreichten „Meilensteine".
5. Eingeschränkte Gefühlswelt.
6. Abgewandtheit.
7. Sensitivität bei jeder Erinnerung an die verlorene Bezugsperson.

203. Stimmungsstörung: Depression im Kleinkindalter und in der frühen Kindheit

Muster der deprimierten und gereizten Stimmung mit verringertem Interesse und/oder Freude an entwicklungsmäßig angebrachten Aktivitäten, verringerte Kapazität zu Protest, exzessives Jammern und verringerte soziale Interaktionen und Initiative. Störungen des Schlafs oder Essens.

Kriterium: Mindestens zwei Wochen.

204. Gemischte Störung des emotionalen Ausdrucks

Fortlaufende Schwierigkeit, entwicklungsmäßig angemessene Emotionen auszudrücken.

1. Das Fehlen oder Beinahe-Fehlen eines oder mehrerer Arten von Affekt.
2. Eingeschränktes Spektrum emotionalen Ausdrucks.
3. Gestörte Intensität.
4. Umkehr des Affekts oder unangemessener Affekt.

205. Geschlechtsidentitätsstörung im Kindesalter

Manifestiert sich während der sensiblen Periode, in der sich die Geschlechtsidentität entwickelt (zwischen zwei und vier Jahren):

1. Eine starke und anhaltende Identifikation mit dem anderen Geschlecht.
   a. Wiederholt ausgesprochener Wunsch, dem anderen Geschlecht angehören zu wollen, oder Feststellung, vom anderen Geschlecht zu sein.
   b. Bei Buben: Vorliebe für das Tragen von Mädchenkleidern oder das Simulieren weiblicher Kleidung. Bei Mädchen: Bestehen darauf, stereotyp maskuline Kleidung zu tragen.
   c. Starke und anhaltende Vorliebe für transgeschlechtliche Rollen im Phantasiespiel oder anhaltende Phantasie, vom anderen Geschlecht zu sein.
   d. Starker Wunsch, bei Spielen und Zeitvertreiben des anderen Geschlechts mitzumachen.
   e. Starke Vorliebe für Spielkameraden des anderen Geschlechts.
2. Anhaltendes Unwohlsein mit dem eigenen Geschlecht oder Gefühl, in dieser Geschlechterrolle fehl am Platz zu sein.
3. Fehlen von körperlichen Anomalien.

206. Reaktive Bindungsstörung, Vernachlässigung, Mißhandlungsstörung im Kleinkindalter

1. Anhaltende Vernachlässigung oder Mißbrauch körperlicher oder psychologischer Natur durch die Eltern unterminiert das grundlegende Verständnis für Sicherheit und Zuneigung des Kindes.

2. Oftmaliges Wechseln der Pflegeperson oder das inkonsequente Vorhandensein einer Pflegeperson; oder

3. andere umweltbedingte Kompromisse, die stabile Zugehörigkeit verhindern.

300. Anpassungsstörung

Leichte, situationsbedingt vorübergehende Störungen, welche mit einem klaren umweltbedingten Ereignis in Zusammenhang stehen und nicht länger als vier Monate dauern.

400. Regulationsstörungen

Schwierigkeiten der Regulierung körperlicher, sensorischer, aufmerksamkeitsbedingter, motorischer oder affektiver Prozesse und beim Erreichen und Halten eines ruhigen, aufmerksamen oder affektiv positiven Zustandes. Man beobachte zumindest eine sensorische, sensorisch-motorische oder verarbeitungsbezogene Schwierigkeit aus der oberen Liste, zusätzlich zu den Verhaltenssymptomen:

1. Über- oder Unterreaktivität auf laute, hoch oder tief angesiedelte Geräusche.

2. Über- oder Unterreaktivität auf helles Licht oder neue und ungewöhnliche visuelle Eindrücke.

3. Taktile Defensivität und/oder orale Hypersensitivität.

4. Oral-motorische Schwierigkeiten oder Unkoordiniertheit, die von schlechter Muskelspannkraft und oral-taktiler Hypersensitivität beeinflußt sind.

5. Unterreaktivität auf Berührung oder Schmerz.

6. Störung des Gleichgewichtssinns.

7. Unter- oder Überreaktivität auf Gerüche.

8. Unter- oder Überreaktivität auf Temperatur.

9. Schlechte Muskelspannkraft und Muskelstabilität.

10. Qualitative Defizite der Fähigkeit zur Bewegungsplanung.

11. Qualitative Defizite der Fähigkeit, motorische Aktivität zu modulieren.

12. Qualitative Defizite der feinmotorischen Fähigkeiten.

13. Qualitative Defizite im auditiv-verbalen Verarbeiten.

14. Qualitative Defizite der Artikulationskapazitäten.

15. Qualitative Defizite der visuell-räumlichen Wahrnehmung.

16. Qualitative Defizite der Aufmerksamkeit und Konzentration.

400. Arten regulatorischer Störungen

401. Typ I: Hypersensitiv

Zwei charakteristische Muster:
Ängstlich und vorsichtig:
Verhaltensmuster – exzessive Vorsicht, Hemmung und/oder Angst.

Motorische und sensorische Muster – Überreaktivität auf Berührung, laute Geräusche oder helles Licht.

Negativ und abweisend:
Verhaltensmuster – negativ, stur, kontrollierend und hartnäckig; Schwierigkeiten, Übergänge zu bilden; zieht die Wiederholung der Veränderung vor.

Motorische und sensorische Muster – Überreaktivität auf Berührung und Geräusche; intakte visuell-räumliche Kapazitäten; kompromittierte auditive Verarbeitungskapazität; gute Muskelspannkraft und motorische Planungsfähigkeit; zeigt gewisse Verzögerung in feinmotorischer Koordination.

402. Type II: Unterreaktiv

Zurückgezogen und schwer erreichbar:
Verhaltensmuster – offenbares Desinteresse an Beziehungen; beschränkte auskundschaftende Aktivität oder Flexibilität im Spiel; scheint apathisch, wird leicht erschöpft und zieht sich schnell zurück.

Motorische und sensorische Muster – Unterreaktivität auf Geräusche und Bewegung im Raum; Über- oder Unterreaktivität auf Berührung; intakte visuell-räumliche Verarbeitungskapazitäten, jedoch auditiv-verbale Verarbeitungsschwierigkeiten; schlechte Muskelqualität und motorische Planung.

Mit sich selbst beschäftigt:
Verhaltensmuster – kreativ und imaginativ mit einer Tendenz, sich in seinen Eindrücken, Gedanken und Gefühlen zu vertiefen.

Motorische und sensorische Muster – verringerte auditiv – verbale Verarbeitungskapazitäten.

403. Typ III: Motorisch desorganisiert, impulsiv

Gemischte sensorische Reaktivität und motorische Verarbeitungsschwierigkeiten. Manche erscheinen aggressiv, furchtlos und zerstörerisch, wobei andere impulsiver und furchtsamer erscheinen.

Verhaltensmuster – große Aktivität; Kontakt und Stimulation durch tiefen Druck; scheint zu wenig vorsichtig.

Motorische und sensorische Muster – sensorische Unterreaktivität und motorische Entladung.

404. Typ IV: Andere

500. Schlafverhaltensstörung

Ist das einzige Problem; unter drei Jahren; keine begleitenden Regulations- oder sensorische Wahrnehmungsstörungen. Es gibt Probleme beim Ein- und Durchschlafen; es kann auch Probleme bei der Selbstberuhigung und beim Umgang mit Übergängen von einer Schlafphase zur anderen geben.

600. Eßverhaltensstörungen

Zeigt Schwierigkeiten bei der Etablierung regelmäßiger Fütterungsmuster mit adäquater oder angemessener Nahrungsaufnahme. Fehlen allgemeiner regulatorischer Schwierigkeiten oder zwischenmenschlicher Auslöser (z. B. Trennung, Negativität, Trauma).

700. Störung der Bezogenheit und Kommunikation

1. Eine durch DSM-IV konzeptualisierbare, tiefergreifende Entwicklungsstörung oder
2. Multisystemische Entwicklungsstörung.

Multisystemische Entwicklungsstörung:

1. Signifikante Beeinträchtigung, aber kein völliges Fehlen der Fähigkeit, eine emotionale und soziale Beziehung mit der primären Pflegeperson einzugehen und aufrechtzuerhalten.
2. Signifikante Beeinträchtigung beim Formen, Aufrechterhalten und/oder Entwickeln von Kommunikation.
3. Signifikante Funktionsstörung des auditiven Verarbeitens.
4. Signifikante Funktionsstörung beim Verarbeiten anderer Erlebnisse und der Bewegungsplanung.

701. Muster A

Diese Kinder sind die meiste Zeit ziellos und unbezogen, haben ernsthafte Schwierigkeiten der Bewegungsplanung, so daß selbst einfache beabsichtigte Gesten ein Problem darstellen.

702. Muster B

Diese Kinder sind periodisch bezogen und fähig, manchmal einfache beabsichtigte Gesten auszuführen.

703. Muster C

Diese Kinder zeigen eine konsistente Vorstellung von Bezogenheit, sogar dann, wenn sie ausweichend oder starr reagieren.

Achse II: Klassifikation von Beziehungen

Drei Aspekte einer Beziehung:

1. Verhaltensqualität der Interaktion.
2. Gefühlsmäßiger Ausdruck.
3. Ausmaß der gefühlsmäßigen Verbundenheit.

901. Überinvolvierte Beziehung

1. Körperliche und/oder psychologische Überinvolviertheit.
2. Elternteil behindert die Ziele und Wünsche des Kindes.
3. Überkontrolle.
4. Stellt entwicklungsmäßig unpassende Ansprüche.
5. Kleinkind erscheint diffus, unkonzentriert und undifferenziert.
6. Zeigt unterwürfiges, übermäßig nachgiebiges oder umgekehrt aufsässiges Verhalten.
7. Es können motorische Fähigkeiten und/oder sprachliche Expressivität fehlen.

902. Unterinvolvierte Beziehung

Sporadische oder selten echte Involvierung:

1. Der Elternteil ist unsensibel und/oder reagiert nicht.
2. Fehlen von Übereinstimmung zwischen der ausgedrückten Einstellung zum Kind und der Qualität der tatsächlichen Interaktionen.
3. Der Elternteil ignoriert kindliche Signale, weist sie zurück oder scheitert beim Trösten.
4. Spiegelt die Gefühlszustände des Kindes nicht.
5. Beschützt nicht angemessen.
5. Die Interaktionen sind unterreguliert.
6. Elternteil und Kind scheinen nichts miteinander zu tun zu haben.
7. Das Kleinkind erscheint körperlich und/oder psychologisch unbehütet.
8. Das Kind ist in der motorischen und sprachlichen Entwicklung verzögert.

903. Ängstlich-gespannte Beziehung

Ängstlich, eingeschränkt, ohne Entspannung, Genuß und Gegenseitigkeit:

1. Überbehütend und übersensitiv.
2. Umständliche oder gespannte Art der Versorgung.
3. Einige verbal-emotional negative Interaktionen.

4. Schlechtes Zusammenpassen der Temperamente.
5. Das Kleinkind wirkt sehr nachgiebig oder ängstlich.

904. Ärgerlich-feindselige Beziehung

Scharf und schroff, oft ohne emotionale Reziprozität:

1. Der Elternteil ist unsensibel auf die Signale des Kindes.
2. Behandlung ist schroff.
3. Kleinkind ist verängstigt, verhalten, gehemmt, impulsiv oder diffus aggressiv.
4. Nachgiebiges oder hartnäckiges Verhalten.
5. Forderndes oder aggressives Verhalten.
6. Ängstliches, wachsames und vermeidendes Verhalten.
7. Tendenz zu aggressivem Verhalten.

905. Gemischte Beziehung

Kombination der oben beschriebenen Merkmale.

906. Mißbrauchende Beziehung

a. Verbal mißbrauchende Beziehung

1. Beabsichtigt, das Kleinkind ernstlich herabzuwürdigen, zu beschuldigen, zu attackieren, vermehrt zu kontrollieren und zurückzustoßen.
2. Das Spektrum der Reaktionen variiert von Einschränkung und Überwachung bis zu massiven Wutanfällen.

b. Körperlich mißbrauchende Beziehung

1. Verletzt körperlich durch Ohrfeigen, Verhauen, Stoßen, Kneifen, Beißen, Treten, körperliche Einschränkung, Isolation.
2. Verweigert Essen, medizinische Hilfe und/oder Gelegenheit zum Ausruhen.
3. Kann verbalen/emotionalen Mißbrauch und/oder sexuellen Mißbrauch einschließen.

c. Sexuell mißbrauchende Beziehung

1. Elternteil verwickelt das Kind in sexuell verführendes oder überstimulierendes Verhalten, drängt oder zwingt das Kind, den Elternteil sexuell zu berühren, sexuelle Berührung zu akzeptieren oder das sexuelle Verhalten anderer mitanzusehen.
2. Das kleine Kind kann sexuell getriebenes Verhalten zeigen, wie das eigene Zurschaustellen oder den Versuch, andere Kinder zu berühren oder anzusehen.

3. Kann verbalen/emotionalen Mißbrauch und/oder sexuellen Mißbrauch einschließen.

Achse III: Medizinische Probleme und Entwicklungsstörungen

Man gebe alle koexistierenden körperlichen (einschließlich medizinischer und neurologischer) geistige Gesundheits- und/oder Entwicklungsstörungen unter der Verwendung von DSM- IV, ICD-9, 10, DSM-PC an und spezifiziere diese Probleme.

Achse IV: Psychosoziale Stressoren

Man identifiziere die Streßquelle (z.B. Entführung, Adoption, Verlust eines Elternteils, Naturkatastrophe, Krankheit des Elternteils etc.). Allgemeiner Einfluß des Stresses.

Leichte Auswirkungen – verursachen bemerkbare Belastung, Spannung oder Angst, behindern die allgemeine Adaption des Kindes nicht.

Mittelschwere Auswirkungen – entgleisen das Kind in Bereichen der Adaption, aber nicht in zentralen Bereichen des Beziehens und Kommunizierens.

Schwere Auswirkungen – signifikante Entgleisung in Bereichen der Adaption.

1. Schwere (leicht bis katastrophal).
2. Dauer (akut bis anhaltend).
3. Allgemeiner Einfluß (keiner, leichter, gemäßigter, schwerwiegender).

Achse V: Funktionell-emotionales Entwicklungsniveau

A. Grundlegende Fähigkeiten

1. Gegenseitige Aufmerksamkeit: Fähigkeit des Paares, sich gegenseitig zuzuwenden.
2. Gegenseitige Aufmerksamkeit: Gemeinsame emotionale Involvierung.
3. Interaktive Intentionalität und Reziprozität: Fähigkeit zur Ursache-Wirkungs-Interaktion: Kleinkind signalisiert und reagiert zweckmäßig.
4. Symbolische/affektive Kommunikation: Sprache und Spiel kommunizieren emotionale Themen.
5. Symbolische Abstraktion: Rollenspiel und symbolische Kommunikation, die über die elementaren Bedürfnisse hinausgehen und von komplexeren Absichten, Wünschen oder Gefühlen handeln.
6. Symbolische Differenzierung I: Rollenspiel und symbolische Kommunikation, die in den Ideen logisch bezogen sind; es weiß, was real und irreal ist.

7. Symbolische Differenzierung II: Komplexes Rollenspiel; drei oder mehr Ideen, die logisch verknüpft und mit Konzepten der Kausalität, der Zeit und des Raumes verknüpft sind.

B. Funktionell-emotionales Entwicklungsniveau: Zusammenfassung

1. Hat erwartete Stufen voll erreicht.
2. Auf der erwarteten Stufe mit Einschränkungen – keine volle Bandbreite des Affekts; nicht auf dieser Stufe, wenn unter Streß; nur mit bestimmten Pflegepersonen oder mit außergewöhnlicher Unterstützung.
3. Nicht auf der erwarteten Stufe, hat aber alle vorhergehenden Stufen erreicht.
4. Nicht auf der momentan erwarteten Stufe, hat manche vorhergehende erreicht.
5. Hat keine der vorhergehenden Stufen erreicht.

Appendices

1. Globale Eltern-Kind-Einschätzungsskala. Erfaßt die Qualität der Kind-Eltern-Beziehung, von gut adaptiert (90) bis größtenteils beeinträchtigt (10).
2. Multisystemische Entwicklungsstörung. Detaillierte Beschreibung der drei Mustertypen.
3. Überblick.

Fallbeispiele

17 Fallbeispiele illustrieren die Anwendung des diagnostischen Systems. Jedes Beispiel beinhaltet eine Beschreibung auftretender Probleme, eine Diskussion der unterschiedlichen Diagnosen, Implikationen für Interventionen und das diagnostische Profil unter Gebrauch der fünf Achsen.

Fallskizzen

Die folgenden Fälle wurden exemplarisch von den Teilnehmern der Arbeitsgruppe für diagnostische Klassifikation „Null bis Drei" des National Center für klinische Programme des Säuglings- und Kleinkindalters beigesteuert, welche landesweit in verschiedenen Institutionen arbeiten. Die beschriebenen Kinder könnten therapeutisch wahlweise in unterschiedlicher Weise versorgt werden; wie beispielsweise in Eltern-Kind-Beratungsstellen, Frühförderprogrammen, Zentren mit entwicklungs-psychologischem Schwerpunkt, kinderpsychotherapeutischen und kinderpsychiatrischen Zentren, in der privaten Praxis und in Ambulanzen für einfach und mehrfach behinderte Kinder. Die Interventionsbeschreibungen und Diskussionen der folgenden Fälle spezifizieren weder einen bestimmten Umgebungstyp noch die obligate Einbeziehung bestimmter Fachleute. Vielmehr sollen die Diskussionen für Helfergruppen aus verschiedener Berufsherkunft im Bereich der seelischen Gesundheit des Kleinkindes und seiner Familien exemplarische Anleitung vermitteln.

Die Interventionsbeschreibungen möchten eine Art des therapeutischen Ansatzes und Zuganges vermitteln, wie unterschiedliche Bedürfnisse der Kinder und ihrer Familien in einem interdisziplinären Team anhand des diagnostischen Eindruckes behandelt werden könnten. Offen bleibt selbstverständlich, daß es für jeden Fall auch sicherlich noch andersartige erfolgreiche Interventions- und Behandlungsmöglichkeiten gäbe. Eine definitive Stellungnahme über verschiedene therapeutische Zugangsweisen zu verschiedenen Problemen wird für die zukünftige Revision der Publikation der „Null bis Drei"-Klassifikationssysteme vorbereitet werden. Diese wird neue detaillierte Fallstudien und Behandlungsvorschläge beinhalten.

Die Übersetzung ist eine mehr oder minder wortgetreue, so daß in den Fallbeschreibungen typisch amerikanische, national bedingte situative Faktoren deutlich zur Darstellung kommen. Die Fallbeschreibungen sind mit Absicht der Übersetzer nicht im Sinne einer transkulturellen Adaptation auf die deutschsprachigen Länder verändert worden.

Fall 1: Sally

Fallbeschreibung:

Die 26 Monate alte Sally zeigte eine gesunde, altersgemäße, körperliche, emotionale und kognitive Entwicklung, als ihr Vater in einem Anfall paranoider Psychose auf sie, ihren 6 Monate alten Bruder und ihre 32jährige Mutter mehrmals einstach. Nach einer deswegen notwendigen Operation war Sally plötzlich hyperaktiv und zeigte Einschlafschwierigkeiten und Durchschlafstörungen mit Alpträumen. Obschon ihr immer wieder versichert wurde, in Sicherheit zu sein und man sie sogar aufweckte, konnte der Inhalt der quälenden Träume nicht nachvollzogen werden. In ihren Spielen konnte Sally deutlich darstellen, daß sie über das vergangene traumatische Erlebnis und über die Identität des Täters sehr verwirrt war.

Als man Sally zum Besuch zu ihrer ebenfalls hospitalisierten Mutter brachte, schrie sie „nein" und verlangte, gleich wieder in ihr Zimmer zurückgebracht zu werden.

Man versuchte immer wieder, Sally genau zu erklären, was passiert war und wo ihr Bruder und die Mutter untergebracht waren, aber sie brachte weiterhin ihre Verwirrung und Verunsicherung zum Ausdruck. In den folgenden diagnostischen Sitzungen verwechselte sie immer wieder die Person, welche auf sie eingestochen hatte, mal war es die Mutter, mal der Therapeut, mal ein Fremder. Ihr Spiel, in welchem sie immer und immer wieder das traumatische Erlebnis wiederholte, war sehr stereotyp und sie ließ sich nicht durch Spielen mit anderen Kindern ablenken. Sie entwickelte zunehmend eine emotionale Unterwürfigkeit und einen Rückzug. Obschon ihre allgemeine Entwicklungsleistung offensichtlich erhalten war, begann sie, Aufgaben, die sie vor dem Erlebnis mit Freude durchgeführt hatte, nun zurückzuweisen, und erhob den Anspruch, es nicht mehr zu können, oder sie als zu schwierig zu empfinden.

Diskussion:

Die Diagnose einer posttraumatischen Störung ist offensichtlich. Sally war bis zu dem einschneidenden Erlebnis ein hübsches und kluges kleines Mädchen mit einer altersentsprechenden Entwicklung und normalen zwischenmenschlichen Beziehungen. Über die Ätiologie ihrer Verwirrung kann nur spekuliert werden.

Vielleicht dachte sie, daß ihre Mutter sie als ihre Hauptbezugsperson beschützen hätte müssen. In ihrem jungen Alter verfügte Sally noch über keine solide Objektkonstanz und ebenso wenig über differenzierte Geschlechterrollen-Modelle. Außerdem war ihr der Vater in der Täterrolle fremd, im Gegensatz dazu, wie sie ihn vorher kannte. Obschon sie sofort begann, das traumatische Erlebnis im Rollenspiel nachzustellen, konnte es ihre Betroffenheit und die Bedrohlichkeit nicht bewältigen, und die Unlösbarkeit der Situation machte sie zunehmend hilfloser. Die Diagnose der posttraumatischen Störung hat über andere differentialdiagnostische Überlegungen Vorrang, wie sie im Laufe der Behandlung entstehen könnten.

Intervention:

Sally, ihr Bruder und die Mutter erhielten gleich nach ihrer Einlieferung ins Krankenhaus eine psychotherapeutische Krisenintervention. Dennoch wäre es nötig, die Familie auch danach so lange wie nötig in eine weitere Therapie zu integrieren. Da sich Sallys Zustand nach Therapiebeginn verschlechterte, scheint es klar, daß sie eine gemeinsame Spieltherapie mit ihrer Mutter bräuchte, in welcher die Mutter über das symbolische Spiel lernen könnte, das traumatische Thema mit Sally gemeinsam aufzuarbeiten. Dabei sollte das Ausleben und Ausdrücken von Wut und Aggression auch im Alltag ermutigt werden. Da die Expression dieser Affekte mit den zu erwartenden entwicklungsbedingten Schritten einer knapp über Zweijährigen zusammentreffen, ist die therapeutische Unterstützung in der Aufarbeitung effektiver affektiver und kognitiver Verarbeitungsmechanismen des traumatischen Erlebnisses umso wichtiger, damit ihre sonstige emotionale Entwicklung nicht hinderlich beeinflußt wird. Zusätzlich wäre eine Einzelpsychotherapie der Mutter empfehlenswert, da diese in Sallys Gegenwart nur beschränkt über ihre eigenen Gefühle in bezug auf das Erlebte sprechen sollte. Eine Erziehungsberatung für die Mutter zur Unterstützung des alltäglichen Zusammenlebens mit den Kindern zu Hause und ihre Möglichkeiten der Mithilfe bei der Wiedererlangung ihres Sicherheitsgefühls und im Hinblick auf eine mögliche Rückkehr des Vaters nach einer möglichen Heilung erscheint ebenso sinnvoll.

Diagnostischer Eindruck:

Achse I: Posttraumatische Streßstörung.
Achse II: Beziehungsstörung des Vaters: körperlich mißbrauchend, Mutter: keine.
Achse III: Körperliche Stichverletzungen.
Achse IV: Psychosoziale Belastung: schwer.
Achse V: Funktionelles emotionales Entwicklungsniveau: auf der erwarteten Stufe mit Einschränkungen.

Fall 2: Richard

Fallbeschreibung:

Der fast vierjährige Richard war ein Tyrann, der seine Eltern zu Hause kommandierte und darauf bestand, daß alles nach seinem Kopf ging. Im Gegensatz dazu war er in der Schule ein „angenehmes, höfliches Kind", das sich mit anderen Kindern gut verstand. Er spielte keine Rollenspiele mit seinen Eltern, tat dies jedoch gerne mit seinen Freunden. Im Alter von 36 Monaten hatte er gelernt, seinen Stuhlgang zu kontrollieren, nachdem er große Schwierigkeiten mit dem Abwischen und Verschmieren seiner Fäkalien gehabt hatte. Nach nur zwei Monaten des geglückten Stuhltrainings begann er, seine Hosen zu beschmutzen, wobei er sich anfangs jedesmal nur ein bißchen beschmutzte und zehnmal am Tag auf die Toilette ging. Zu dem

Zeitpunkt, zu dem Richard dieses Verhalten an den Tag zu legen begann, begann Richards Bruder gerade zu krabbeln.

Die Mutter fühlte eine innige, liebende Beziehung zwischen sich und Richard, obwohl Richard ihr gegenüber wenig körperliche Zuneigung und Zärtlichkeitsbedürfnis zeigte. Er mochte wildes raufendes Spielen mit seinem Vater lieber. Richards Sprechen hatte sich gut entwickelt, er hatte aber spät begonnen, zu gehen (mit 18 Monaten), war noch nicht sehr gut koordiniert und war etwas spät dran mit der Entwicklung seiner Feinmotorik. Seine Eltern konnten sich erinnern, hart an der dialogischen Kommunikation mit Richard gearbeitet haben zu müssen, da Richard dazu neigte, sehr passiv zu sein. Auch während seiner Kleinkinderjahre hatte Richard dazu tendiert, unbestimmt und negativ zu sein, obwohl er zu komplexen Interaktionen fähig gewesen war. Er sprach früh und konnte seine Bedürfnisse durch „Gib mir das" mitteilen, bediente sich aber nach wie vor einer Negativität und passiver Formen, um mit Konflikten umzugehen und mit seinen Eltern „klarzukommen".

Der Vater fühlte sich, obwohl sich die Mutter um das Alltägliche kümmerte, seinem Sohn sehr nahe. Er war ein warmherziger Mensch, der befangen und ängstlich, Richard jedoch sehr zugetan schien. Die Mutter war eine liebe, warmherzige Person, machte jedoch besonders in den Bereichen Sauberkeit und Ordnung einen sehr zwänglichen Eindruck. Sie erinnerte sich daran, daß in ihrer Kindheit der Geruch von Fäkalien Abscheu in ihr hervorgerufen hatte. Beide Eltern schienen zu verstehen, daß ihre eigenen Spannungen und Ängste rund um dieses Thema zu den Schwierigkeiten beitrugen.

Richard zeigte sich als hübsches, sehr ruhiges, vorsichtiges Kind. Er sprach in passiver Weise, war aber klar involviert, warmherzig und vertrauensselig. Seine Stimmung war gleichförmig; er zeigte gute Impulskontrolle und gute Aufmerksamkeit. Seine Gefühle waren flach und zeigten wenig Intensität in bezug auf Freude und Wut. Er arrangierte Puppen als „gute Leute", die einander umarmten und „schlechte Leute", die kämpften. Später verwandelte er eine „schlechte" Puppe in ein Monster, das alle anderen Puppen auffraß. Aus dieser Aggression heraus kam eine Mutter hervor, die versuchte, die Babypuppe zu finden. Danach erfand er einen Wal, der am Dach eines Hauses schlief, in dem einige Kinder spielten. Sein Spiel bestand aus diesen kleinen, ständig wechselnden Themenfragmenten, ohne daß klar wurde, was geschehen würde, außer daß irgendeine Gefahr drohte, auf die er nicht näher eingehen konnte. Später schwankte er zwischen dem Themenbereich kaputter Gegenstände (einarmige einbeinige Puppe, die springen wollte) und Macht- und Bewältigungsthemen (Rakete, die zum Mond flog). Er sprach auch von seiner Angst, die er vor allem nachts vor der Dunkelheit hatte, konnte sich jedoch nicht näher erklären. Er sprach davon, auf seine Eltern böse zu sein, wenn jene auf ihn böse würden, und verleugnete, daß er auf seinen Bruder „nicht warten" könne oder auf diesen eifersüchtig sei. Er sagte, er wäre schon zufrieden, wenn man ihm Abendessen und Nachtisch gäbe.

Diskussion:

Richards Schwierigkeiten ergaben sich durch die Verzögerung in der Entwicklung seiner Feinmotorik, Grobmotorik und motorischen Planung. Das ließ sich aus seinem Konstitutions- und Entwicklungszustand erkennen. Obwohl diese Schwierigkeiten nicht regulationsabhängig waren, trugen sie zu seiner Unsicherheit seinen Körper betreffend bei. Die zeitlichen Verzögerungen in seiner Entwicklung standen auch in Verbindung mit seinen Schwierigkeiten, bestimmte automatische Funktionen zu erlernen – ein Problem, das für ihn zu einer Quelle der Angst geworden war. Zusätzlich tendierte er dazu, mit seiner Frustration durch Passivität und durch Ausweichen – statt durch Bestimmtheit und Konfrontation den Problemen gegenüber – fertig zu werden. Dies geschieht öfters, wenn ein Kind wenig Vertrauen in die Durchschlagskraft seines Bewegungsapparates hat.

Seine Eltern waren sehr zugetan und bemüht, hatten aber Schwierigkeiten, Richards Durchschlagskraft und Selbständigkeit zu fördern und hatten unabsichtlich seine Passivität unterstützt, indem sie gewisse Entscheidungen für ihn übernommen hatten. Weder die Entwicklungsverzögerungen noch die elterlichen oder die Umgebungsfaktoren waren schwerwiegend genug – durch seine frühen emotionalen Meilensteine bedingt –, seinen Fortschritt zu unterbinden, aber er hatte keine Unterstützung darin, der aggressiv determinierten Seite des Lebens Ausdruck zu verleihen. Sein Vorgabespiel war eher von fragmentarischem Charakter als von einer geschlossenen, bestimmten Organisation. Verschlimmert wurde seine Situation noch durch die große Angst und Invasivität der Mutter in bezug auf Stuhlgang und Fäkaliengeruch und die Schwierigkeiten des Vaters, sich mit diesen Angelegenheiten zu befassen. Das Symptom wiederholter kleinerer Stuhlgänge mit Neigung zum Schmieren erscheint repräsentativ für Richards passiv-aggressiv ausweichende Reaktion auf seine Eltern und seine Schwierigkeit, seine Entscheidungen durchzuziehen. Richards Angst, die sich in seiner Passivität manifestiert hatte, sein Ausweichen, sein tyrannisches Verhalten und seine ständigen Schwierigkeiten mit dem Stuhlgang blockierten ein reibungsloses „Funktionieren", was zu seinem eingeschränkten Affekt führte.

Intervention:

Richard verfügt über guten symbolischen Ausdruck, muß jedoch mit Hilfe einer therapeutischen Beziehung lernen, seine Phantasien, Gedanken und Gefühle besser auszudrücken. Individuelle Spieltherapie, die seine Eltern einbezieht, würde ihm und den Eltern helfen, akzeptable Wege zu finden, mit den aggressiveren Seiten des Lebens umzugehen und direkteren szenischen Ausdruck für ihre Konflikte zu finden. Diese Bemühungen könnten mit zunehmendem Alter Richards in entwicklungsunterstützendem Spiel und therapeutischen Gesprächen weiterlaufen. Psychotherapie würde den Familienmitgliedern außerdem Unterstützung in der Reflexion ihrer Gefühle bieten. Begleitende Arbeit mit den Eltern wäre essentiell zur Differenzierung der Konflikte und Projektionen der Eltern, zur Unterstützung ihrer elterlichen Rolle und für die Suche neuer Wege in der Unterstützung Richards im

Rahmen einer begrenzten Umgebung. Darüber hinaus sollte in einer Ergotherapie eine Beurteilung vorgenommen werden, um das Ausmaß von Richards Schwierigkeiten mit seinem Sinnesapparat und der Motorik zu bestimmen und die Ausformung eines Heimprogramms je nach Bedarf zu gestalten, um mit Beratung oder Therapie mögliche sensorische Wahrnehmungsdefizite und motorische Dysfunktionen in der Entwicklung Richards zu unterstützen.

Diagnostischer Eindruck:

Achse I: Angststörung.
Achse II: Während die Beziehung in manchen Bereichen unzufriedenstellend ist, so doch nicht gravierend oder durchdringend genug, daß eine Störung festzustellen wäre.
Achse III: Keine.
Achse IV: Psychosoziale Belastung: mild.
Achse V: Funktionelles emotionales Entwicklungsniveau – am erwarteten Repräsentationsniveau mit Einschränkungen.

Fall 3: Ben

Fallbeschreibung:

Bens Kindergärtnerin hatte wieder angerufen. Noch immer schlug und biß Ben um sich, und die Kinder hatten Angst vor ihm. Lediglich in der Malecke verhielt er sich ruhig. Dort arbeitete er allein und kreierte wunderbare, farbenfrohe Bilder, die er sogar schon mit zwei Jahren bis ins Detail beschreiben konnte. Bens Eltern erachteten ihr Kind bis in die Kindergartenzeit hinein als „völlig in Ordnung". Er begann kurze Zeit nach der Geburt seiner Schwester mit dem Kindergarten. Möglicherweise trug das zusätzlich zu seinen Zornesausbrüchen bei. Mit der zunehmenden Aktivität seiner Schwester wurde auch er aktiver, indem er seine Frustration und seine Wut an ihr durch Schubsen, Umwerfen und Beißen ausließ. Andere Kinder im Kindergarten fürchteten sich davor, mit ihm zu spielen.

    Mit den Eltern konnte Ben verbal alle Spielregeln des normalen Zusammenlebens besprechen einschließlich des Verhaltens, das er bei einem imaginierten nächsten Mal an den Tag legen würde; in der Realität jedoch war er impulsiv und erschien reuelos, indem er andere ängstlich und wütend machte. Nachträgliche Besprechungen und Entschuldigungen schienen auch keinen pädagogisch anhaltenden Effekt zu zeigen, so daß die Eltern um Rat ersuchten.

    Als der entzückende blonde Dreijährige zum ersten Mal zur Untersuchung kam, schien er fürchterlich aufgeregt. Er war ganz zweifellos sehr intelligent, aber auch sehr ernst. Ben war neugierig und stellte viele Fragen über Spielsachen, wobei er alle ausprobierte, ohne sich auf irgendwelche Themen zu konzentrieren. Mit der Unterstützung des Untersuchers konnte er sich näher auf einen Untersucherkoffer konzentrieren und schnitt den verletzten Fuß einer Puppe ab. Später wurde er auf Tiere aufmerksam und berichtete: „Das Zebra ist böse und beißt, weil Mutter und Vater es schlagen." Er stellte alle beißenden Tiere an eine Stelle und alle „guten" an eine andere. Ben konnte sich sehr gut durch symbolisches Spiel ausdrücken. Seine Figuren waren immer wütend, schlugen, übten Vergeltung oder waren „in Schwierigkeiten", außer wenn sie alleine sein konnten. Ben antwortete normalerweise spontan auf Fragen, die sein Spiel betreffend gestellt wurden, interagierte jedoch meist nicht und überging Stichworte und Gesten, außer wenn sie ihm verbal sehr deutlich gemacht wurden. In seinem Spiel gab es überall menschenfressende Alligatoren und explodierende Raketen. Diese Szenen wechselten mit seinem Auswählen kleiner geretteter Figuren, wie der Berenstein Bärenfamilie, ab. Diese verwendete er, um seine tatsächliche Lebenssituation darzustellen, in der er versuchte, in einer mit Gefahr und Schwierigkeiten geladenen Welt gut zu sein und Sicherheit zu finden. Er war immer aufgeregt und konnte keine Emotionen der menschlichen Wärme, Nähe oder Abhängigkeit vermitteln.

Die genauere Beobachtung von Bens Handlungen ergab mehrere mögliche zugrundeliegende Verarbeitungsschwierigkeiten. Ben zeigte alarmiertes Verhalten, wenn ihm irgendjemand unerwartet zu nahe kam, fühlte sich aber wohl, wenn er selbst körperlichen Kontakt herstellte; auf diese Weise streckte er sich frühmorgens aus, um liebkost zu werden. Sogar Leuten, die er gut kannte, entzog er sich mit der Bitte, nicht berührt zu werden, wenn diese sich ihm in einer unverbindlichen freundlichen Geste näherten. Wenn er mit Puppen spielte, so mußte er je eine in jeder Hand halten, und es durfte sich nur er bewegen. Befand er sich mitten in einer Handlung, so schien er nicht aufzupassen, wenn etwas gesagt wurde. Er war sensibel auf Geräusche rund um sich, konnte leicht abgelenkt werden und orientierte sich langsam, wobei er aufgeregt versuchte zu verstehen, was er hörte. Er hatte Schwierigkeiten damit, „persönlichen Raum" anzuerkennen, stieß, rempelte und suchte unangemessenen Kontakt mit anderen Kindern. Er war klein für sein Alter, tendierte zum Vorlauf und hatte kaum motorische Schwierigkeiten.

Die Mutter berichtete, daß Ben immer ein schlechter Schläfer und ein launischer Esser gewesen war, daß ihm außerdem die Sicherung schnell durchbrannte und er schnell schrie. Er haßte es, hoch aufgehoben zu werden, haßte auch plötzliche Bewegungen, konnte aber bereits mit 10 Monaten nach einer kurzen Krabbelphase gehen. Sobald Ben auf den Füßen war, wurden seine vorangegangenen Schwierigkeiten weniger offensichtlich, und man machte sich keine Sorgen mehr um ihn. Als Ben zunehmend schwierig wurde, sah sich die Mutter in einer überfürsorglichen Rolle, in der sie ständig die Kritik und Wut anderer zu puffern und die Schwierigkeiten ihres Sohnes zu rationalisieren suchte. Immer und immer wieder sprach sie sehr geduldig mit Ben, der versprach, „brav" zu sein. Bens Schwierigkeiten machten ihr Angst, da sie sie an die Unzulänglichkeiten ihres Bruders erinnerten, und sie versuchte, sie zu minimieren und jeden zu besänftigen. Der Vater reiste viel und schien sich im Bestreben, seine eigene Wut unter Kontrolle zu halten und sich mit Ben zu identifizieren, immer mehr zurückzuziehen. Wenn er mit Ben spielte, so waren es normalerweise Dame oder Brettspiele mit strikten Regeln. Ben zeigte dabei frühreife Fähigkeiten. Beide

Eltern waren sich dessen bewußt, daß Ben sie an sie selbst erinnerte (Vater), oder jemanden in ihrer eigenen Familie (Bruder der Mutter). Die Beziehung der Eltern zueinander litt zwar unter der Eskalation von Bens Schwierigkeiten, aber sie schritten niemals körperlich aus, sondern neigten zum Rückzug oder zur Überkompensation.

Weitere Beobachtungen (zum Beispiel die Schwierigkeiten, die Ben hatte, zwei Spielfiguren in den Händen zur selben Zeit zu manipulieren) deuteten auf mögliche Schwierigkeiten der Motorik und Koordination hin. Zusätzlich hatte Ben Schwierigkeiten, seine Spielobjekte anzusehen, wenn er sie koordinieren wollte. Im Zusammenhang damit hatte er auch Schwierigkeiten, Raum und Entfernung einzuschätzen und die Quelle von Bewegungen zu eruieren. Da Ben optisch unterschiedliche Bilder empfing, führten diese Schwierigkeiten zu einem enormen Streß. Er konnte sein Sehvermögen nicht effizient einsetzen, um seine Bewegungen zu koordinieren oder die Handlungen anderer Leute korrekt zu interpretieren. Er zeigte auch reduzierte motorische Harmonie und taktile Abwehrhaltung. Bens Anpassung an die Außenwelt war problematisch. Er versuchte, seine Verunsicherung durch übermäßige Aggression zu kompensieren.

Diskussion:

Ben zeigte ein impulsives und aggressives Verhalten und Benehmen. Er war böse auf eine Welt, die ihn ständig kritisierte, und war von seiner beschützenden Mutter – mit sich immer mehr anhäufenden „Chancen", sich zu bessern – abhängig. Da er in sozialen Situationen ziemlich unsicher geworden war, wendete er präventiv Gewalt an, um nicht angegriffen zu werden. Im Alter von drei Jahren war sein entstandenes Selbstimage das eines schlimmen wütenden Buben ohne Freunde. Obwohl die interaktiven Muster mit seiner Familie immer besorgniserregender wurden, so schienen sie doch nicht der Grund für seine Schwierigkeiten zu sein. Da er in der Welt immer mehr zu funktionieren hatte – was ihn unvorhersehbar traf –, reagierte er immer stärker. Ben konnte unter den gegebenen Bedingungen der konstitutionellen und entwicklungsbedingten Regulationsschwierigkeiten, die er seit seiner Geburt erlebt hatte, die zunehmenden Eindrücke und den emotionalen Streß, der durch die Geburt seiner Schwester und durch soziale Schwierigkeiten im Kindergarten auftauchte, nicht tolerieren. Dies führte zu Angst und Verhaltensproblemen.

Intervention:

Ben würde von Spiel- und Beschäftigungstherapie mit Schwerpunkt auf sensorischer Integration profitieren, um seine hartnäckige sensorische Abwehrhaltung und seine motorischen Koordinationsprobleme zu bessern. Des weiteren wurde ein Sehtest angeraten, um eine spezifische visuelle Unreife zu ermitteln, die zusätzlich zu Bens Schwierigkeiten beitrugen, vor allem beim Einschätzen von Raum und Bewegung. In der Spieltherapie würde Ben lernen, sich selbst durch sichere Methoden symbolisch auszudrücken, außerdem würde er Problembewältigungsstrategien lernen, um mit den Herausforderungen, die er erfahren hat, umgehen zu können. Eine Therapie würde auch mehr Reflexion, Selbstvertrauen und Eigenbewußtsein schaffen. In Bens Fall wird wahrscheinlich dauerhafte Spieltherapie notwendig sein, um ihn mit der ständigen Unterstützung zu versorgen, die er während seines Reifungsprozesses im Kindergarten brauchen wird, sobald er auf die Behandlung der tieferliegenden Verarbeitungsprobleme anspricht.

Die Einbeziehung der Eltern in die therapeutischen Treffen würde zum Erlernen symbolischer Ausdrucksformen beitragen und Ben auf sichere Art und Weise die „Macht und Kontrolle" geben, die er beansprucht, als er die Welt und deren Ansprüche zu verstehen begann. Eine Beratung der Eltern wäre entscheidend, um ihnen sowohl mit den Verhaltensschwierigkeiten und der starken Eifersucht Bens zu helfen als auch ihnen Hilfe anzubieten, mit ihren Schuldgefühlen, ihrer Wut, ihrer Enttäuschung und ihrer Angst fertig zu werden. Schließlich, und das ist ein sehr wichtiger Punkt, ist Beratung mit Bens Lehrern (Kindergärtnern) entscheidend, da Bens Verhalten sehr leicht als ganz einfach „schlimm" oder als ein Versagen der Eltern, die angemessenen Grenzen zu setzen, beurteilt und abgewertet werden könnte. Eine Beratung dieser Art würde Bens Lehrern helfen, Bens Stärken und spezifische Schwierigkeiten zu verstehen und Strategien für den Kindergarten zu entwickeln, um Konflikte zu vermeiden und seine Selbstachtung zu unterstützen.

Diagnostischer Eindruck:

Achse I: Regulationsstörung – Type III.
Achse II: Überinvolvierte Tendenz in der Mutter-Kind Beziehung (Mutter zeigte dieses Muster beim zweiten Kind nicht).
Achse III: Fragliche Störung der visomotorischen Koordination.
Achse IV: Psychosoziale Belastung: mild.
Achse V: Funktionell-emotionales Entwicklungsniveau – erwartete Stufe mit Einschränkungen in der Bandbreite des Affekts und unter Streß.

Fall 4: Robert

Fallbeschreibung:

Robert, ein 16 Monate altes Kleinkind, wurde zunächst wegen Nahrungsverweigerung und schlechtem Gedeihen zur Beobachtung gebracht. Er war das erste Kind gebildeter Eltern, die vor der Empfängnis jahrelange Fruchtbarkeitsbehandlung in Anspruch genommen hatten. Robert wurde zeitgemäß geboren ohne prä-, peri- oder postnatale Komplikationen. Die Mutter blieb zwei Monate zu Hause und begann dann, mit einer reduzierten Arbeitszeit von 30 Stunden wieder zu arbeiten, nachdem sie jemanden gefunden hatte, der auf Robert zu Hause aufpaßte. Von Geburt an war er ein waches und neugieriges Baby, zeigte aber wenig Interesse am Füttern. Obwohl er nur ca 70–100 ml Milch pro Mahlzeit trank, wuchs er gut (entlang der 25. Percentile für Gewicht und Länge), bis er neun Monate alt war. Seine motorische Entwicklung war durchschnittlich; er saß mit sechs Monaten, krabbelte mit neun Monaten und lief mit 13 Monaten. Er begann mit neun Monaten, Wörter zu sprechen, und verfügte zum Zeitpunkt der Erstuntersuchung über einen Wortschatz von 50 Wörtern.

Um sein achtes Lebensmonat herum begann er, das Öffnen seines Mundes zu verweigern, wenn er mit dem Löffel gefüttert werden sollte. Anfangs ließ er sich ablenken und öffnete unbewußt seinen Mund; als er aber älter wurde, versuchte er, aus dem Hochsitz zu gelangen, und schrie und warf mit Gegenständen, wenn ihm nicht nach seinem Willen geschah. Man versuchte, ihn zu füttern, während er im Zimmer herumlief oder auf jemandes Schoß gesetzt wurde. Trotz aller Zuspruchs-, Ablenkungs- und Überredungsversuche war Roberts Nahrungsaufnahme aber gering und seine Milchflaschen blieben die Hauptquelle seiner Kalorienzufuhr. Zum Zeitpunkt der Untersuchung war er unter die 5. Percentile für Gewicht und Länge gefallen.

Beobachtungen der Fütterungssituation und der Spielinteraktion offenbarten interessante Muster. Anfänglich protestierte Robert, wenn er in den Hochsitz gesetzt wurde, beruhigte sich jedoch bei Mutter und Pflegeperson. Wenn sein Vater ihn in den Hochsitz setzte, steigerte sich die Intensität von Roberts Geschrei so lange, bis ihn sein Vater herausnahm und ihn auf den Schoß setzte. Vom Fütternden unabhängig legte Robert wenig Interesse am Essen an den Tag. Nach ein paar Bissen rief er mit Nachdruck: „Aus!" oder „Runter!". Der Vater ließ ihn sofort hinunter und im Zimmer herumlaufen. Seine Mutter verstärkte ihre Bemühungen, ihn abzulenken und ihn zum Essen zu ermuntern, bis er „Aus, aus!" schrie. Darauf nahm sie ihn heraus und versuchte, ihn im Gehen zu füttern. Die Pflegeperson blieb in ihrem Fall still und sagte: „Nein, Du mußt im Hochsitz bleiben." Er begann zu weinen, aber sie blieb ruhig und wartete. Mitten im Weinen schaute Robert sie an – offensichtlich, um ihre Reaktion zur Erleichterung seines Kummers zu erkennen. Als sie ihn anlächelte, hörte er auf zu weinen und fuhr wenig später fort, selbst mit den Fingern von seinem Tablett zu essen.

Roberts Verhalten spiegelte das wider, was zu Hause passierte: Er aß sehr erfolgreich mit der Pflegeperson, aß ein bißchen mit seiner Mutter und wollte mit dem Vater lediglich interagieren, ohne zu essen. Roberts Spielinteraktion war mit allen dreien wunderbar. Auf der Bayley-Skala erreichte Robert einen Entwicklungsindex von 125 und einen motorischen Index von 105. Er war von Anfang an neugierig vereinnahmend und interpersonell sensibel gewesen und hatte einen starken Willen und Durchschlagskraft, welche die letzten paar Monate immer stärker ans Licht getreten waren.

Die Erforschung der Geschichte der Eltern und die Erziehungsauswirkungen auf deren eigene Entwicklung ergab, daß die Großmutter mütterlicherseits an Ausbrüchen psychotischer Depression gelitten hatte. Die Krankheit der Großmutter war für die Kindheit der Mutter eine große Bürde gewesen, obwohl der Vater sehr hilfreich war und der Mutter half, mit den Störungen in ihrem Familienleben fertig zu werden.

Der Vater stammte aus einer stabilen Mittelklassefamilie, hatte seine Eltern jedoch als rauh und lieblos erlebt. Roberts Eltern hatten eine starke, unerschütterliche Beziehung zueinander und waren verständnisvoll und hilfsbereit zueinander. Sie waren beide sehr sensibel und wollten aufgrund ihrer eigenen Kindheitserlebnisse bewußt besonders liebevoll zu ihrem Sohn sein. Sie fanden es schwer, „nein" zu sagen und ihm Limits zu setzen. Die Eltern fanden auch, daß die Jahre der Sehnsucht nach einem Kind sie veranlaßten, ängstlicher auf die Nahrungsverweigerung Roberts zu reagieren.

Diskussion:

Robert ist ein kluger, zwischenmenschlich sensibler Junge mit starkem Willen. Er war von Geburt an sehr interessiert an der äußeren Welt und hatte wenig Beachtung für seine inneren Hungerimpulse entwickelt. Das Fehlen dieser Wahrnehmung wurde problematisch, als er acht Monate alt war: Seine Explorationslust, Neugierde und der Wunsch nach selbständiger Erkundung der Umgebung wurden intensiver, und er lernte, seine Eltern durch Protestieren gegen das Setzen in den Hochsitz oder das Verbleiben darin zu kontrollieren. Weil er rasch in seiner kognitiven Entwicklung reifte, übte er seine Kontrolle verstärkt aus und baute seine Autonomiebestrebungen durch Nahrungsverweigerung aus. Da seine Eltern über seine geringe Nahrungsaufnahme in zunehmendem Maße in Besorgnis gerieten, verlegten sie sich auf die nicht zweckdienlichen Muster des Zuspruchs, Überredens und Ablenkens während des Fütterns. Das führte zu weiterer äußerer Regulation von Roberts Nahrungsaufnahme und verstärkte seine Unfähigkeit, seine körperlichen Hungergefühle zu erkennen und sie von seinem Wunsch nach Aufmerksamkeit und Kontrolle zu differenzieren, weiter. Als Folge dessen versagte Robert in der Entwicklung somatopsychischer Differenzierung – ein Versagen, das zur ungenügenden Nahrungsaufnahme führte. Alle anderen Entwicklungsaspekte Roberts, die Regulation seines Schlafs miteingeschlossen, waren seinem Alter angemessen oder frühreif.

Intervention:

Der Beurteilungsprozeß selbst schob die unangemessenen Muster, die entstanden waren, als Robert das zweite Lebensjahr begann, in den Vordergrund. Diese Muster waren die Grundlage zur Entwicklung eines Essensprogramms, das zum Erlernen des Erkennens des Hungergefühls notwendig war. Weiters ist nun Beratung bezüglich größerer emotionaler und entwicklungsmäßiger Themenbereiche für die Eltern notwendig. Um ihre neuen Richtlinien und Limits zu unterstützen, müssen die Eltern ihre Beschäftigung mit Robert durch Spiel und Interaktion erweitern.

Außerdem müßten sie lernen, wie man von Machtkämpfen auf Hilfestellung zum kreativen Einsetzen der Vorstellungskraft und des symbolischen Ausdrucks der Gefühle überwechselt. Das würde Robert helfen, in die symbolische Welt vorzudringen, wodurch er bessere Verhaltensorganisation und Selbstregulation entwickeln könnte.

Diagnostischer Eindruck:

Achse I: Eßverhaltensstörung.
Achse II: Keine Beziehungsstörung.

Achse III: Keine.
Achse IV: Psychosoziale Belastung: mild.
Achse V: Funktionell-emotionales Entwicklungsniveau: hat die erwartete Stufe voll erreicht.

Fall 5: Alex

Fallbeschreibung:

Alex, ein 9 Monate (wegen Frühgeburt korrigiert; 8 Monate) altes hellhäutiges Kind, wurde nach seiner elften Einlieferung ins Spital wegen angeblicher apnoischer Bradykardien und Anfällen von der Neurologie zu einer Beurteilung zugewiesen. Er wird wegen chronischer Otitis media und gastroösophagealem Reflux behandelt. Er muß Phenobarbital nehmen und hat – wegen der Angst seiner Mutter entgegen ärztlicher Empfehlung einen Apnoemonitor. Alex lebt mit seiner 32jährigen Mutter, seiner Schwester (neun Jahre) und seinem Bruder (acht Jahre). Seit seiner Geburt ist er durchschnittlich einmal pro Monat im Spital, weil er zittert, Starranfälle hat und „zusammensackt" (obwohl seine Phenobarbitaleinnahme immer der vorgeschriebenen Dosis entspricht). An dem Kind wurden mehrere EEGs, Video-EEGs und Tests auf Metaboliten organischer Säuren ohne Ergebnis durchgeführt. Keiner der Anfälle wurde von einem Untersucher oder einer Schwester beobachtet. Die Mutter berichtet, daß die Anfälle von den Freunden und Geschwistern des Kindes beobachtet wurden. Des weiteren berichtet sie, daß die Anfälle zu verschieden Tageszeiten vorkommen und daß ihr Sohn bereits Mund-zu-Mund-Beatmung benötigt hat.

Alex ist aus einer Vergewaltigung entstanden. Dieser Umstand spielt eine wesentliche Rolle in der Beziehung der Mutter zu ihm. Am Anfang der Schwangerschaft schrieb die Mutter das Ausbleiben ihrer Monatsregel dem Streß durch die Angst nach der Vergewaltigung zu, fand dann aber heraus, daß sie im dritten Monat schwanger war. Sie gestand ganz offen, daß sie der Möglichkeit einer Abtreibung sehr zugesprochen hatte, meinte aber: „Meine Kinder überzeugten mich davon, daß ich das Baby behalten sollte." Sie sprach von sehr vielen Ambivalenzen diesem Kind gegenüber. Die Mutter hatte vor allem Sorge, das Kind könne ein Mischling sein: „Da ich den Täter nicht sehen konnte, wußte ich nicht, ob er schwarz, weiß, hispanisch oder sonst was war." Die Gesundheit von Alex war eine weitere Sorge der Mutter.

Die Mutter sagte, daß er ein glückliches Kind war. Sie fand, daß sie ihn mehr liebte als ihre anderen Kinder, da sie mehr Zeit mit ihm verbringen konnte, als sie mit den anderen, die nur ein Jahr auseinander waren, verbringen hatte können. Sie sagte, daß er „normal" wäre, wenn er keine medizinischen Probleme hätte. Zusätzlich schreibt sie auf einem Fragebogen, daß Alex die Frucht einer Vergewaltigung ist. Die Mutter berichtet, daß sie eine ektopische Schwangerschaft und neun Fehlgeburten hinter sich hat und drei lebende Kinder auf die Welt brachte, wobei eines davon nach sechs Wochen wegen eines Atmungsproblems starb. Sie sagte, daß sie zur Frühgeburtlichkeit neigt. Während der Schwangerschaft mit Alex wurde sie vom dritten Monat an regelmäßig untersucht; sie verwahrte sich dagegen, Alkohol getrunken oder Tabak geraucht zu haben. Sie nahm lediglich Phenobarbital gegen tonisch-klonische Anfälle, die nach einem Verkehrsunfall, bei dem sie 17 Jahre alt gewesen war, begonnen hatten. Sie berichtete davon, nach fünfeinhalbmonatiger Schwangerschaft mit Alex in einen weiteren Kraftfahrzeugsunfall verwickelt gewesen zu sein. Während sie keine ernstlichen Verletzungen davontrug, berichtete die Mutter, daß „das Lenkrad in meinen Uterus eingebettet war." Sie berichtete, daß die Folgen des Unfalls eine teilweise gerissene Plazenta und eine drohende Frühgeburt waren, die im Krankenhaus erfolgreich verhindert wurde. Alex wurde nach 36wöchiger Schwangerschaft durch Kaiserschnitt ohne postnatale Komplikationen auf die Welt gebracht. Apgarwerte sind unbekannt.

Die Mutter fühlte sich während der Schwangerschaft und nach der Geburt von ihrer Familie wenig unterstützt. Sie schreibt das primär dem Umstand zu, daß Alex das Produkt einer Vergewaltigung ist. Selbst nachdem die Familienmitglieder herausgefunden hatten, daß er kein Mischling war, dauerte es bis zu seinem ersten „wirklich schlimmen Anfall", bis die Familie ihn voll akzeptierte. Bis zu diesem Zeitpunkt konnte sein Name nicht vor weitläufigeren Familienmitgliedern genannt werden. Die Geschwister halfen, Alex' Namen auszusuchen. Man gab ihm als zweiten Vornamen den Vornamen des Bruders, der als Kind gestorben war. Die Mutter berichtet, daß Alex bis zu seiner vierten Lebenswoche in Ordnung gewesen war, bis er während eines Bades seinen ersten Anfall bekam und apnoisch wurde. Sie meinte besorgt, daß sie vielleicht Wasser in sein Gesicht gebracht hätte oder daß er unter Wasser gerutscht sei, obwohl sie immer wieder betonte, daß sie sich nicht an derartige Ereignisse erinnern könne. Außerdem sagte sie: „Sie wissen, daß es nur einiger weniger Tropfen bedarf, um ein Baby zu ertränken." (Spitalsberichten zufolge war nach diesem Vorfall kein Wasser in den Lungen des Kindes.) Es fanden sich in der körperlichen Untersuchung eine Bradykardie und anamnestisch apnoische Anfälle: Alex wurde monitorisiert.

Weitere Sorgen der Mutter betreffen die Bereiche des Fütterns, des Schlafens und der Trennung. Die Mutter meint, daß Alex Schwierigkeiten mit dem Schlucken hat und daß sie Schwierigkeiten hat, ihm feste Nahrung zu füttern. Sie hat Angst, daß Alex ersticken könnte (in einer vorangegangenen Untersuchung ermunterte ein Beschäftigungstherapeut die Mutter, Alex feste Nahrung zu geben, was sie jedoch nicht befolgte). Sie berichtet weiter, daß er nicht länger als zwei Stunden durchgehend schläft. Ihre dritte Sorge ist die, daß „Alex es nicht aushalten kann, allein zu sein. Er will ständig an meiner Seite sein." Sie sagte auch, daß ihn „niemand außer mir" halten kann. Sie meint, Alex nicht allein lassen zu können, da eine Pflegeperson nicht wüßte, wie man Mund-zu-Mund-Beatmung macht. Die Mutter war sehr beunruhigt und wiederholte ihre Sorgen um Alex immer wieder. Unfähig, die Stärken ihres gut entwickelten Babys zu sehen, projizierte sie ihre eigenen Ängste vor Schaden und Verletzlichkeit auf ihn. Als man sie bat, über ihre eigenen Gefühle zu sprechen, verleugnete sie Sorge um sich selbst und kam rasch wieder auf Alex zurück.

Die Beobachtung der Mutter und des neun Monate alten Alex eröffnete ein attraktives, wohlgenährtes und vereinnahmendes Kind, das in herzlicher Weise interagierte. Mutter und Kind schienen sich sehr gut aufeinander einzustellen, Alex reagierte klar auf die Stimme und die Gesichtsausdrücke seiner Mutter. Er zeigte auch für seine Umgebung Interesse und wollte sie, obwohl er an den Monitor angeschlossen war, erkunden. Beim zweiten Treffen hängte ihn seine Mutter vom Monitor ab, um ihm ein bißchen mehr Freiraum zu geben. Sie achtete aber darauf, daß er, da er nun nicht von einer mechanischen Vorrichtung zurückgehalten wurde, in nächster Nähe blieb. Obwohl Alex klar anzeigte, daß er sich bewegen und erkunden wollte, ignorierte seine Mutter diese Anzeichen; Alex machte keine Anstalten zu protestieren, als sie ihn zu sich zurückholte. Er reagierte auf seine Mutter mit gutem Augenkontakt, Lächeln, Schmusen, Lallen und erschien weder besorgt noch klammernd. Eigentlich hatte er auf alles, was sie von ihm verlangt hatte, reagiert. Sie stillte ihn beispielsweise während der Sitzung einige Male für je ungefähr fünf Minuten an jeder Brust. Alex machte keine Schwierigkeiten, wenn er während des Stillens von der Brust weggenommen wurde, und schien jedesmal mit gutem Appetit zu trinken, obwohl er nicht andeutete, mehr zu wollen. Alex schien nicht besorgt, als die Mutter während einer Übung nach M. Ainsworth, die Trennung und Begegnung beinhaltet, den Raum verließ. Er zeigte sich dem Untersuchenden recht zugänglich und, als die Mutter wieder zurückkam, lallte und lächelte er, nahm Augenkontakt auf und machte Bewegungen auf die Mutter zu. Eine Untersuchung seines Körpers ergab, daß er rechts auf der Stirn und unter dem linken Auge blaue Flecken hatte. Die Mutter berichtete, daß Alex während eines Anfalls gefallen war und sich den Kopf angeschlagen hatte. Die Untersuchungsergebnisse waren mit den Aussagen der Mutter vereinbar, es bestand jedoch die Möglichkeit von Mißbrauch.

Eine Untersuchung für Entwicklung und Tests (Bayley, Peabody und Vineland) erbrachte altersangemessene Motorik und altersangemessene kognitive und präverbale Funktion. Trotz der Bedenken der Mutter betreffs Alex' Fütterungsverhalten stellte der Beschäftigungstherapeut fest, daß Alex seinen Mund aktiv öffnete und schloß und Essen in den hinteren Teil seines Mundes manövrieren konnte und ohne Schwierigkeiten oder Verschlucken schluckte.

Diskussion:

Das vorliegende Hauptproblem ist die Mutter-Kind-Beziehung und deren andauernde Ambivalenz um die Geburt des Kindes. Alex' dokumentierte Krankengeschichte ist bemerkenswert, ihre Stichhaltigkeit jedoch ist fraglich. Trotz der dramatischen Geschichte der Mutter enthüllten die klinische Beobachtung und die Beurteilung seiner Entwicklung, daß Alex' Entwicklung in altersangemessener Form vor sich ging. Es gibt daher keine Diagnose auf Achse 1.

Es gibt jedoch wichtige Hinweise auf eine Beziehungsstörung. Oberflächlich betrachtet zeigt die Mutter von Alex ehrliche Zuneigung und Liebe und drückt auch ihren Wunsch nach seiner normalen Entwicklung aus, ihre Ängste und ihre Ambivalenz kommen aber natürlich durch. Dasselbe wird aus ihren Aussagen zu ihm und den interaktiven Mustern, speziell in den Bereichen des Fütterns und der Trennung, klar. Die Mutter scheint ihre eigene medizinische Verletzlichkeit und Trennungsschwierigkeiten auf Alex zu projizieren. Das zeigte ihr Verhalten, seinen mit zunehmender Mobilität altersentsprechenden Erkundungssinn einzuschränken. Sie sieht keine Stärken – er hat Schwierigkeiten, sich durchzusetzen. Die Persönlichkeitsschwierigkeiten der Mutter sind außerdem in den diffusen Generationsgrenzen mit Alex' älteren Geschwistern manifestiert. Die „Krankheit" von Alex dient der Mutter dazu, das Bewußtsein der Schande rund um die Empfängnis des Kindes zu verringern und ihr die Wiedervereinigung mit der Familie zu ermöglichen. Ein möglicher Mißbrauch oder eine simulierte Erkrankung sollten differentialdiagnostisch nicht außer Acht gelassen werden.

Intervention:

Die beiden würden von einer Eltern-Kind-Gruppenberatung, die mehr Freude und interaktives Lernen fördert, profitieren. Es wäre wichtig, Gruppendiskussionen und individuelle Psychotherapie in ein solches Programm einzubauen. Das wäre erstens auf konkreter und psychischer Ebene für die Mutter unterstützend, würde zweitens die momentane Isolation der Mutter mit dem Kind zu Hause unterbrechen und drittens für die Mutter Anerkennung und Bildung als Elternteil bedeuten und ihr viertens helfen, ihre anderen Kinder miteinzubeziehen. Es wird vielleicht nötig sein, die Mutter durch anfängliche Werbung und Ermunterung zur Teilnahme und zum Teilen mit anderen zu motivieren, um schließlich die individuelle therapeutische Beziehung zu entwickeln, die sie für sich selbst braucht. Für Alex wäre die Stimulation in einem größeren Rahmen wichtig, da er dadurch mehr Freiheit zum Entdecken und zum Spielen mit anderen Kindern hätte, die Unterstützung durch andere Beziehungen erhalten würde und außerdem die Schwierigkeiten bearbeitet würden.

Diagnostischer Eindruck:

Achse I: Keine Diagnose.
Achse II: Überinvolvierte Beziehung.
Achse III: Krampfanfälle (anamnestisch laut Mutters Aussage), Bradykardien, gastroösophagealer Reflux, chronische Otitis Media.
Achse IV: Psychosoziale Belastung: mäßig.
Achse V: Funktionell-emotionales Entwicklungsniveau: auf der erwarteten Stufe mit milden Einschränkungen.

Fall 6: Miguel

Fallbeschreibung:

Der 37 Monate alte Miguel griff seine 2 Monate alte Schwester an. Jeden Tag der Woche verbrachte er in einer anderen Kindertagesstätte. In den Tagesstätten zeigte er fehlendes soziales Engagement. Eine Tagesstätte berichtete von seinem Versuch, einen drei Jahre alten Gefährten zu würgen. Seine Mutter hatte seit Beginn ihrer letzten Schwangerschaft den Rückgang seiner sozialen Bindungen bemerkt. Zu jenem Zeitpunkt wies Miguel echolalisches Sprechen auf. Sie erlebte damals eine leichte Depression, bei der sie weder zu nahe bei Miguel noch mit ihm beschäftigt sein wollte. Während ihrer Schwangerschaft wurde Miguel weniger kommunikativ, weniger interaktiv und den Besuchen der Tagesstätten stark abgeneigt. Als er begann, seine Schwester zu schlagen, sprachen seine Eltern mit ihm und sperrten ihn eine Zeitlang in sein Zimmer.

Die Schwangerschaft der Mutter mit Miguel verlief, von einer geringfügigen Virusinfektion und einem Kaiserschnitt abgesehen, problemlos. Er wog bei seiner Geburt fast neun Pfund mit Apgar 1/9, 5/9. Miguel wurde bis zum Alter von sechs Monaten gestillt und als aktives, lächelndes, schmusiges Baby beschrieben, das bis zum zweiten Jahr problemlos aß und schlief. Die Meilensteine der normalen Entwicklung wurden erreicht. Er interagierte mit Altersgefährten.

Als Miguel 18 Monate alt war, zog seine Familie von Mexiko nach Kalifornien. Mit 20 Monaten begann eine Echolalie, schien sich dann aber bis 30 Monate gut weiterzuentwickeln. Seine Echolalie und gleichzeitigen Fortschritte könnten als Reaktion auf die sprachliche Veränderung seiner Umgebung aufgrund seiner geographischen Veränderung und seiner neuen englischsprachigen Umgebung gesehen werden; jedenfalls nahm die Echolalie durch einen zweiten Familienumzug und seine fortgesetzten Besuche in Tagesstätten weiter zu. Diese Erscheinungen schienen eine direkte Reaktion durch Echolalie auf allgemeinen Streß, der mit Veränderungen der täglichen Routine in Verbindung stand, zu sein. Diese Annahme wird von der Tatsache gestüzt, daß Miguel zu jenem Zeitpunkt verstärkt reizbar und leicht frustriert, intolerant gegenüber Veränderung in der Routine, überreaktiv auf seine Umwelt und hyperaktiv wurde. Er hörte auf, auf Fragen zu antworten, wurde extrem unleidlich, wenn er von seinen Eltern getrennt wurde und zog sich vor anderen Kindern zurück, außer wenn er aufgeregt oder gewalttätig wurde. Die Untersuchung beschrieb hier Überreaktion und Überstimulation auf verbales und visuelles Input. Während Miguel ein altersgemäßes Vokabular besaß, so war seine ausgedrückte Sprache echolalisch, und er tendierte dazu, Objekte durch deren Funktion und nicht deren Bezeichnungen zu benennen. Miguel verfügte ebenfalls über schlechtes Koordinationsvermögen und hatte motorische Probleme. Sein Spielen war stereotyp und repetitiv; Interaktionen mit Erwachsenen und Kindern gestalteten sich schwierig. Nichtsdestotrotz hatte er symbolische Spielkapazitäten und übermittelte Themen der Trennung, Abhängigkeit, des Verlassenwerdens, Zorns und der Aggression gegenüber seiner Schwester und seinen Gefährten. Miguels Eltern fanden es sehr schwierig, ihn zu involvieren, und schwankten zwischen ungeduldigem Fragen und Zurückziehen.

Die Familiengeschichte ergab, daß der Vater dyslektisch war und Schwierigkeiten mit seiner Konzentration hatte. Er hatte gelernt, die äußeren Stimuli auszublenden, und tendierte dazu, antwortsarm auf Anstrengungen anderer, seine Aufmerksamkeit zu erlangen, zu reagieren. Er beschrieb sich selbst als von persönlichen Beziehungen distanziert. Die Mutter beschrieb sich selbst als gute Schülerin mit schüchterner Kindheit und Jugend. Ihre Familie hatte eine Geschichte unipolarer und bipolarer Depression, und sie beschrieb sich selbst als leicht depressiv seit ihrer letzten Schwangerschaft.

Diskussion:

Für Miguel hatten sich während des letzten Jahres mehrere Streßquellen ergeben: Seine Familie hatte zwei große Umzüge unternommen, er besuchte fünf verschiedene Tagesanstalten, seine Schwester wurde geboren, seine Mutter war leicht depressiv, sein Vater war distanziert und durch so viele Familien- und Arbeitsveränderungen voreingenommen. All diese Quellen weisen auf signifikanten Einfluß, auf Familien- und Umweltfaktoren hin und führten zu einer Störung des Affekts (Angst, Abhängigkeit oder Depression). Miguel zeigte auch signifikante Schwierigkeiten seiner Selbstregulation und sensorischen Verarbeitung, da er auf einige Stimuli hin sowohl über- als auch unterreaktiv und unter Streß aggressiv und echolalisch wurde.

Hätte Miguel nur Symptome einer Affektstörung ohne konstitutionelle und entwicklungsbedingte Verarbeitungsprobleme, so wäre die vorangegangene wohl die primäre Diagnose geworden. Seine Schwierigkeiten mit auditiver Verarbeitung, sensorischer Modulation und motorischer Kontrolle waren aber signifikant genug, um eine multisystemische Entwicklungsstörung mit regulatorischen Zügen oder eine schwerwiegende regulatorische Störung mit gemischten Charakteristika in Betracht zu ziehen. Beide Voraussetzungen wären reaktiv auf außergewöhnlichen Streß in Miguels Leben. Das Ausmaß, in dem Miguels Schwierigkeiten Probleme mit Beziehungen, Sprache und Kommunikationsmustern aufweisen, würde hier die passendste Diagnose determinieren.

Intervention:

In diesem Fall wurde der Interventionsplan rasch zur Anwendung gebracht, und Miguel machte schnelle Fortschritte. Die anfängliche Intensität war ein wichtiger Faktor: Miguel und seine Eltern trafen sich zweimal wöchentlich mit einem Spieltherapeuten, der die Anfänge und Enden der Kommunikationszyklen und die Erörterung symbolischer Themen leitete. Des weiteren riet der Therapeut den Eltern jeweils einzeln mindestens eine Stunde am Tag zu spielen. Miguel zeigte bessere Kontaktfähigkeit und besseres funktionales Sprechen. Die Eltern trafen sich wöchentlich mit dem Therapeuten, um mit ihm die Bedeutung von Miguels Verhalten, ihre eigenen Gefühle, Tagesmanagement (mit besonderem Schwerpunkt auf Miguels Verhältnis zu seiner

Schwester) und andere Behandlungsmodalitäten zu besprechen. Miguel wurde in Sprachtherapie und Beschäftigungstherapie gegeben, da er weiterhin Schwierigkeiten beim Modulieren sensorischer Inputs und motorischer Planung hatte. (Die angesprochenen Schwierigkeiten hatten sich nicht entgleisend auf seine Fähigkeit zu kommunizieren ausgewirkt). Miguels Mutter wurde in ihrer Entscheidung bestärkt, eine längerfristige Karenz anzutreten, und Miguel wurde in einer kleinen Vorschule in der Nähe seines Elternhauses angemeldet, wo er außerhalb des Kindergartens Freunde zum Spielen finden konnte. Die Familie traf sich einmal im Monat mit dem gesamten Behandlungsteam (Spieltherapeut, Sprech- und Sprachtherapeut und Beschäftigungstherapeut) zur Beobachtung des Fortschritts und, um das Behandlungsprogramm den Entwicklungsschritten anzupassen.

Diagnostischer Eindruck:

Achse I: Regulationsstörung: Type IV.
Achse II: Beziehungsstörung: unterinvolviert.
Achse III: Keine.
Achse IV: Psychosoziale Belastung: mäßig bis beträchtlich.
Achse V   Funktionell-emotionales Entwicklungsniveau – hat die altersentsprechende Stufe nicht erreicht und erreichte frühere Stufen nur mit Einschränkungen.

Fall 7: Sarah

Fallbeschreibung:

Sarah wurde im Alter von drei Monaten in Tagespflege gegeben, damit ihre Mutter ihren Halbtagsjob wieder aufnehmen konnte. Beide Eltern hatten das Kinderkriegen bis zu dem Zeitpunkt aufgeschoben, zu dem ihre professionelle Ausbildung abgeschlossen war. Sarah war sehr erwünscht und geliebt. Ihre Eltern wählten eine familiäre Tagesheimstätte, die von einer großmütterlichen Dame mittleren Alters betrieben wurde, welche auf eine kleine Anzahl Unterfünfjähriger aufpaßte. Sarah war das einzige untereinjährige Kind. Beide Eltern richteten ihre Arbeitszeit so ein, daß Sarah so wenig Zeit wie möglich in der Tagesstätte verbringen mußte. Die Mutter brachte sie hin, und der Vater holte sie ab. Am ersten Tag hatte der Vater das Gefühl, daß Sarah einen starren Blick hatte und einen düsteren Eindruck machte. Seine erste Reaktion auf Sarahs Stimmung war als Folge seines eigenen Schuldgefühls darüber, Sarah in Tagespflege gegeben zu haben, überreaktiv. Die nächsten paar Tage erhärtete sich die Meinung des Vaters, Sarah hätte Schwierigkeiten, sich auf die Tagespflege einzustellen. Sie schien immer länger zu brauchen, nach dem Abholen aufzutauen. Die folgenden Wochen holte die Mutter sie aus Zeitgründen von der Tagespflege ab und bestätigte die Beobachtungen, daß Sarah einen starren Blick hatte, traurig und deprimiert erschien, motorisch inaktiv war und die Eltern erst nach mehreren Stunden anlächelte. Der Sorge der Eltern folgte eine Beratung.

Bei ihrem ersten Besuch erschien Sarah sehr zurückgezogen. Sie hatte keinen Augenkontakt mit den Eltern oder dem Untersuchenden und war ziemlich still. Bei ihrem zweiten Besuch, einem Tag, an dem sie nicht in der Tagesstätte gewesen war, erschien Sarah völlig verändert. Sie war aktiv, lächelte, war sehr vereinnahmend und angemessen entwickelt. Beide Eltern waren aktiv, fast aufdringlich bemüht, mit Sarah Interaktion zu initiieren. Die Eltern beschrieben auch den Beginn von Schlafstörungen und Fütterungsproblemen. Sie hatten erwartet, daß sich diese Probleme nach zwei Wochen in der Tagesstätte bessern würden, aber stattdessen verschlimmerten sie sich.

Ein Besuch in der Tagesstätte bestätigte die Beobachtung von Sarahs Eltern. Die anderen Kinder spielten aktiv, aber Sarah lag passiv im Kinderbett und schien depressiv und zurückgezogen. Nach einer Diskussion mit der Tagesmutter wurde klar, daß diese sich auf Sarahs Verhalten einstellte und ihre Reaktion dementsprechend ausfiel. Sie beschrieb Sarah als sehr stilles Kind, das gut aß und die meiste Zeit im Kinderbett oder in der Gehschule verbrachte. Sie sah sie nicht als unglücklich oder depressiv, sondern vielmehr als Kind, das „Zeit für sich selbst" brauchte. Das Verhalten Sarahs stand in scharfem Kontrast zu dem der älteren Kleinkinder, die ihre Wünsche und Bedürfnisse ausdrückten.

Diskussion:

Es gab Schwierigkeiten des „Anpassens" der Erfahrungen Sarahs mit ihren sehr zugetanen und stimulierenden Eltern und denen mit einer ebenso warmherzig, aber weniger interaktiven Kinderbetreuerin. Sarah war außerdem fast den ganzen Tag von den Eltern getrennt und in einer neuen Umgebung. Auf diese Weise erfuhr sie Trennung und keine optimale Pflege. Vom diagnostischen Standpunkt aus zeigte Sarah eine Anpassungsstörung, obwohl ihre Reaktion so rasch ernsthaft wurde, daß die Entwicklungssymptome Verletzlichkeit und eine Affektstörung andeuteten (z. B. depressive Stimmung).

Intervention:

Es wurden zwei Interventionsmöglichkeiten in Betracht gezogen: ein gradueller Übergang des Wiedereintretens der Mutter in den Beruf und eine neue Pflegeperson, die interaktiver und den Eltern ähnlicher ist. Sarahs Eltern entschieden sich zunächst, Sarahs Reaktion auf eine neue Pflegeperson abzuwarten. Als eine jüngere Tagesmutter, die den Eltern ähnlicher war, ins Haus gebracht wurde, fand Sarah zu ihrer affektiven Abkömmlichkeit und ihrem neugierigen, bestimmten Interaktionsstil zurück. Ihre Symptome ließen die folgenden Wochen nach. Die Eltern wurden aufgefordert, zu weiterer Beratung zu kommen.

Diagnostischer Eindruck:

Achse I: Anpassungsreaktion.
Achse II: Keine.
Achse III: Keine.

Achse IV: Psychosoziale Belastung: mittel.
Achse V: Funktionell-emotionelles Entwicklungsniveau – auf der erwarteten Stufe mit Einschränkungen.

Fall 8: Max

Fallbeschreibung:

Max lief ins Zimmer, ohne einen Blick auf den Untersuchenden zu werfen oder zu bemerken, daß seine Eltern hinter ihm waren. Er lief aufs Fenster zu und begann aufgeregt mit den Händen zu winken, während er das ABC mit hoher Stimme sang. Wenn Vater oder Mutter sich näherten, schlüpfte er an ihnen vorbei und lief auf die andere Seite des Zimmers. Er reagierte nicht, wenn er gerufen wurde, und wenn er verfolgt wurde, lief er entweder weg oder begann auf Sessel oder Couch zu klettern, wobei er immer einen Weg fand, sich abzuwenden. Die Mutter erwischte ihn schließlich und schwang ihn herum, während sie ein Kinderlied sang. Als sie sich umdrehte, ließ Max seinen Kopf zurückfallen; nach ein paar Augenblicken befreite er sich aus ihren Armen und lief, das ABC tirilierend, zurück zum Fenster. Während er mit seinen Armen weiterhin fuchtelte, lachte und gluckste er ohne ersichtlichen Grund. Obwohl er nicht mit Spielzeug spielte, stellte er kurzzeitig Klötze und andere Objekte auf, bevor er sie rasch wieder durcheinanderwarf, wenn sich jemand näherte. Wenn man sich ihm in symbolischem Spiel näherte, drehte er sich rasch weg, wobei er zu sich selbst plapperte.

Max war ein wunderschönes Kind mit langen Locken, gut gebaut; er aß und schlief gut und erschien immer außergewöhnlich gut gelaunt, wenn er so aufgeregt in seiner Welt „herumwirbelte". Er war gerade zwei geworden, als er mit dem Kindergarten begonnen hatte und seine Kindergärtnerin die Eltern zu sich holte, um sie zu einer diagnostischen Untersuchung zu schicken. Obwohl seine Eltern und sein Kinderuntersucher bemerkt hatten, daß Max noch nicht sprechen konnte, waren seine grobmotorischen Meilensteine zeitgerecht, und er erfreute sich guter Gesundheit, von ein paar Mittelohrinfektionen abgesehen.

Max kletterte nie auf Spielplatzgerüste, ließ sich nicht gern berühren und hielt sich an Hartplastikgegenständen fest, wobei er kürzlich begonnen hatte, mit einem Stück Seife in der Hand herumzulaufen. Puzzles und Bausteine waren nicht von Interesse für ihn. Max sah auch keine TV-Videos, außer ein paar flüchtigen Blicken, die er darauf warf, wenn er in seinem Haus herumlief. Er reagierte auf keinerlei verbale Instruktionen, war aber für gewöhnlich kooperativ, wenn er sah, was vor sich ging.

Max schien immer glücklich und energiegeladen und hatte keine signifikante Störung des Familienlebens verursacht, obwohl sein vierjähriger Bruder begonnen hatte, ihn zu ignorieren. Die meisten Mitmenschen zogen sich von ihm zurück, da er sich nur um sich selbst zu kümmern schien. Max hatte es gern, beim Erzählen von Gutenachtgeschichten geschaukelt zu werden, und seine Fähigkeit, das ABC und Zahlen aufzusagen, wurde fröhlich als seine erste „Sprache" gepriesen. Er mochte es gern, auf dem Rücken seines Vaters und seiner Mutter zu reiten, wenn sie balgten, sah sie aber nicht direkt an. Seine anderen Bedürfnisse wurden vorauskalkuliert, und er bat so gut wie nie um etwas, obwohl er ab und zu für Naschereien oder einen Spielstein herüber kam. Seine Eltern verfolgten beide eine hektische Karriere und Gemeindeaktivitäten und kämpften beide darum, ihre Ehe aufrechtzuerhalten. Die Schwierigkeiten, die Max hatte, brachte sie einander in gewisser Beziehung näher, jedoch ihre anwachsende Besorgnis und Bedürftigkeit führte zu beträchtlicher Spannung und Verschärfung ihrer eigenen Schwierigkeiten.

Eine Reihe von Sitzungen wurde rasch vorgenommen, welche vielschichtige Probleme der sensorischen Verarbeitung, Kommunikation und dem Vernetzen bestätigte.

Diskussion:

Das verrückte Tollen von Max und seine Flucht vor anderen, seine vornehmliche Beschäftigung mit dem unveränderlichen Alphabet und dem Aufstellen von Gegenständen, seine Schwierigkeiten mit der Kommunikation und dem Erstellen von Zusammenhängen verlangt nach der Einschätzung des Ausmaßes seiner sensorischen Verarbeitungsschwierigkeiten und den Verhaltensmustern, die sich etabliert haben. Natürlich machte er in der neuen streßerfüllten Situation einen besonders schlechten Eindruck, seine beunruhigten Eltern berichteten jedoch von ähnlichem Verhalten zu Hause. Obwohl seine Eltern fanden, er habe als Kind immer Liebe gezeigt, war es für sie nicht offensichtlich, daß er sich immer abgewandt hatte, wenn sie schaukelten und sangen, oder daß er Gesten, wie auf das zu zeigen, was er wollte, nicht organisieren konnte, oder auf etwas emporzuklettern, da sie so schnell waren, seine Bedürfnisse zu befriedigen. Er aß und schlief auch gut, entwickelte sich motorisch gut, was es schwieriger machte, sensorische Verarbeitungsdefizite (auditiver, vestibulärer und propriozeptiver Natur und solche der motorischen Planung) zu erkennen.

Max' große Schwierigkeiten mit der Selbstregulation und Unter- und Überreaktion auf Erlebnisse und Gefühle weisen auf eine regulatorische Störung oder eine multisystemische Entwicklungsstörung hin. Hätten seine Schwierigkeiten nicht eine Störung der zwischenmenschlichen Bezogenheit und des Kommunizierens mit eingeschlossen, würde eine schwere regulatorische Störung vorliegen. Da er weder in konsequenter, altersgerechter Weise verknüpfen und kommunizieren noch seine sensorischen Erfahrungen regulieren oder organisieren konnte, lautete seine Diagnose auf multisystemische Entwicklungsstörung. Sein Muster ist wegen der offensichtlichen und individuellen Kontaktschwierigkeiten und der Natur seiner Kommunikationsstörung nicht konsistent mit einem spezifischen Entwicklungsrückstand oder einer Wahrnehmungsstörung.

Intervention:

Ein Kind wie Max braucht ein sehr intensives Interventionsprogramm zur Unterstützung seiner Entwicklung. Das Hauptaugenmerk läge auf seiner Einbeziehung in eine interaktive Beziehung, in der er lernen würde, mit anderen zu kommunizieren. In diesem Fall stellte dreimal wöchentliche Therapie mit seinen Eltern und seinem Kindermädchen die Basis für das Programm dar. In dieser interaktionszentrierten Therapie lernten die Bezugspersonen, wie sie seiner Führung folgen, seine Kontaktaufnahme fördern, affektive und motorische Signale austauschen, Kommunikationssequenzen beginnen und beenden und die Welt des symbolischen Ausdrucks entwickeln lernen konnten. Derselbe interaktive Zugang wurde dann auf täglicher Basis für mindestens drei Stunden am Tag zu Hause geübt. Sprach- und Beschäftigungstherapie wurden begonnen, jede für zwei bis drei Sitzungen pro Woche. Eine Eliminationsdiät wurde begonnen, um herauszufinden, ob Max auf die Elimination bestimmter Nahrungsmittel von seinem Speiseplan ansprechen würde. Max wurde auch in einer kleinen Vorschule angemeldet, die er dreimal wöchentlich mit einer Helferin besuchte, die ihm half, mit anderen Kindern zu interagieren. Diese Erfahrung half ihm, in einer Umgebung mit Kindern, die alle spielen und interagieren konnten, zu lernen, und die deshalb auch auf ihn zugingen und außerdem gute Rollenmodelle darstellten. Zusätzlich trafen sich Max' Eltern regelmäßig mit dem Therapeuten, um ihre Erfahrungen zu besprechen, nämlich den Einfluß auf die Familie und die Ehe und alltägliche Fragen. Die Treffen mit den Eltern wurden zur Beobachtung des Fortschritts und zur Integration der Behandlungsschritte monatlich abgehalten.

Diagnostischer Eindruck:

Achse I: Multisystemische Entwicklungsstörung.
Achse II: Keine Beziehungsklassifikation.
Achse III: Keine.
Achse IV: Psychosoziale Belastung: keine.
Achse V: Funktionell-emotionales Entwicklungsniveau – hat die altersgemäßen oder vorangegangenen Stufen nicht erreicht.

Fall 9: Jimmy

Fallbeschreibung:

„Er schaut mich nicht an, er schreit, wann immer ich ihn berühre oder halte – irgendwas ist mit ihm oder mit mir falsch." Das waren die ersten Worte, die die Mutter des vier Monate alten Jimmy sagte. Sie fand, daß er sich mit seinem Vater besser verstand und bei diesem nicht schrie, doch gab es auch dort keine Freude, keinen Enthusiasmus, kein Lächeln oder positive Emotion. Jimmy hatte seinem Kindermädchen ab und zu leicht freudige Blicke und vielleicht ein oder zwei Lächeln geschenkt. Die Mutter hielt ihn steif und sah besorgt und bekümmert aus. Sie sprach flüsternd mit depressiver monotoner Stimme und langen Schweigepausen. Das Baby sah ausdruckslos und vage an ihr vorbei und begann nach zehn Minuten, sich zu winden und zu schreien. Es gab keine Blicke, kein Lächeln, kein Stirnrunzeln oder motorische Gesten, nur ein undefinierbares flaches vages Starren. Die Geschichte brachte eine unproblematische Schwangerschaft und Geburt zutage. Als Neugeborenes hatte Jimmy gute motorische Fähigkeiten gehabt und war fähig gewesen, aufmerksam und ruhig zu sein, wobei er auf Anblicke, Töne, Berührung und Bewegung in den ersten paar Wochen nach der Geburt reagierte. Im zweiten Monat bemerkte die Mutter, daß er weniger reagierte: „Er lernte, mich zu hassen."

Die Mutter hatte eine Geschichte chronischer Depressionen, die in der späten Adoleszenz begonnen hatten, und war mit Medikamenten, Elektrokrampftherapie und Psychotherapie über mehrere Jahre hinweg behandelt worden. Sie war eine Buchhalterin geworden und arbeitete den ganzen Tag. Der Vater war ebenso ein beschäftigter Buchhalter und zeigte sich als Mensch, der die Dinge gern geordnet, pünktlich und seinem Terminkalender entsprechend erledigt sah. Er war frustriert darüber, daß sein Sohn „schwer aufzutauen" war. Er wollte ebenso, daß seine Frau eine „bessere Mutter" sei. Er erging sich nicht ins Detail in seiner Enttäuschung über sie oder über seinen eigenen Background. Der Untersuchende konnte die Aufmerksamkeit des Babys kurzzeitig erhaschen und entlockte ihm einen schwachen Blick und ein rasches Lächeln, was auf eine Art Beziehung und Verbindung hindeutete. Jimmy erwies sich sensibel auf hohe Geräusche und übertriebene Gesichtsausdrücke. Seine motorische Planung und Muskelabstimmung schien in Ordnung, und er genoß fahrige Bewegung im Raum. Es war schwierig, visuell-räumliches oder auditives Verarbeiten festzustellen, da sein Blick und seine Teilnahme so flüchtig waren. Jimmy zeigte dieselbe flüchtige Teilnahme bei seinem Kindermädchen. Als die Behandlungsperson mit Jimmy arbeitete, nahm seine Aufmerksamkeit und seine Teilnahme ein bißchen zu, was darauf hindeutete, daß konsequentes Werben einen positiven Effekt haben könnte.

Diskussion:

Primär beitragend sind die Eltern- und Familien-Komponenten, also die Depression der Mutter und die interaktive Komponente. Jimmy zeigte konstitutionelle Muster und Reifemuster, welche es im Laufe der Zeit immer schwieriger machten, ihn in eine größere Beziehung zu involvieren, obwohl er sich, bevor die Elternkomponente und Interaktionskomponente begannen, sich auf seine Entwicklung auszuwirken, recht gut gemacht hatte. Eine primäre Diagnose von Depression scheint angezeigt, da das Kind sich mit einem klaren Muster depressiver und irritierbarer Stimmung mit eingeschränktem Interesse und eingeschränkter Freude für die menschliche Welt zeigte und außerdem die Interaktion mit seinen Pflegepersonen eine Reihe von Hürden aufwies.

Intervention:

Die primäre Diagnose würde die Intervention auf interaktives Arbeiten hinleiten, bevor noch die Entwicklungsverzögerungen mit Interventions- und Sprech-Sprachtherapie bedacht würden. Die regulative Komponente (Übersensibilität) müßte man bei der Intervention in Betracht ziehen, sodaß man dieses Kind in einem weitläufigeren Sinne der Einbeziehung zu gewinnen sucht. Bei der Arbeit mit diesem Kind und seiner Familie muß der Behandelnde dem Kind helfen, seine Aufmerksamkeit zu konzentrieren, sobald es emotional wieder miteinbezogen ist. Das Arbeiten mit der Mutter würde dieser helfen, seine Signale zu lesen und emotionales Signalisieren zu verstehen, was ihr helfen würde, mit dem Kind eine neue Beziehung aufzubauen. Die Intervention könnte von einem Kinderzentrum vorgenommen werden, des weiteren durch Hausbesuche oder in der traditionellen Praxisumgebung; es sollten auf jeden Fall beide Eltern und das Kindermädchen einbezogen werden. Der Behandelnde müßte sowohl um die regulativen als auch die emotionalen Komponenten Jimmys Bescheid wissen, um ihm zu helfen, wieder „auf den Damm" zu kommen.

Diagnostischer Eindruck:

Achse I: Affektstörung – Depression.
Achse II: Unterinvolvierte Beziehung.
Achse III: Fraglich sensorische Integrationsstörung.
Achse IV: Psychosoziale Belastung: schwer.
Achse V: Funktionell-emotionales Entwicklungsniveau: hat die erwarteten Stufen nicht erreicht (gegenseitige Aufmerksamkeit und Vereinnahmung).

Fall 10: Mark

Fallbeschreibung:

Mark war ein unkompliziertes, anspruchsloses Baby, das lächelte und reagierte, wenn man sich ihm ruhig näherte, das aber weder viel Kontakt initiierte noch suchte. In einem beschäftigten Haushalt mit hart arbeitenden Eltern und einer sehr anspruchsvollen dreijährigen Schwester war es nicht gleich offensichtlich, wie unteraktiv er war. Mit 18 Monaten strahlte er, wenn seine Eltern Kinderlieder sangen, tanzten und sich mit ihm bewegten. Wenn er aber alleine gelassen wurde, beobachtete er bloß seine kleinen Autos, wie sie sich nach vor und zurück bewegten, drehte kleine Objekte und rieb oftmals ein kleines Spielzeug auf seinem Bauch hin und her. Er war außerdem sehr sensibel auf Geräusche, reagierte mit alarmierter Aufmerksamkeit auf Sirenen und unerwartete Motorengeräusche, und man mußte beinahe im Flüsterton zu ihm sprechen. Sprach man mit normal lauter Stimme zu ihm, war er kaum zu vereinnahmen. Schaffte man es, ihn zu involvieren, so war Mark verbunden, warm und eindeutig ein kluges Kind. Obwohl er auf Werben reagierte, tendierte er dazu, sich abzukoppeln und sich übermäßig auf seine eigenen Aktivitäten zu konzentrieren, wobei er zerbrechlich war und ständige Befürchtung darüber hegte, wie sich die Welt auf ihn auswirken könne.

Beide Eltern waren besorgt und bekümmert über Marks Entwicklung. Der Vater tendierte dazu, jegliches Bedürfnis vorauszukalkulieren und immer Schutz bereitzustellen. Die Mutter war imstande, das Kind mit größerer Bestimmtheit aufzumuntern, war aber manchmal depressiv und inkonsequent. Beide Eltern hatten Schwierigkeiten, Grenzen zu setzen. Mark pendelte zwischen zwei sehr unterschiedlichen Pflegemustern. Die Eltern hatten auch beträchtliche Auseinandersetzungen. Mit 30 Monaten schien Mark zu verstehen, was gesagt wurde, wenn er zuhörte, aber sein Zuhören war inkonsequent. Laute und überfüllte Restaurants oder Einkaufszentren beunruhigten ihn; er unterschied vibrierende Geräusche. Mark erschien zurückgezogen und unkonzentriert. Sensibles Werben und Bemühen konnte ihn kurzzeitig involvieren, danach verfiel er aber in simple, sich wiederholende Verhaltensmuster mit seinen Spielsachen, welche die Welt von ihm fernhielten. Freude war nur offensichtlich, wenn starke sensorisch-motorische Aktion (Rennen, Hüpfen, Schwingen) ihm eine klare Vorstellung davon gab, wo sein Körper im Raum war, und ihm die Gelegenheit gab, sich zu organisieren und sich seiner Erfahrung bewußt zu werden. Mark hatte immer dazu tendiert, seine Umgebung mit dem Blick abzutasten und sich dann auf etwas Kleines vor ihm übermäßig zu konzentrieren. Weitere Untersuchungen zeigten, daß seine Augen nicht besonders gut konvergierten und er fragmentarische visuelle Methoden, wie Fixierung und Ausblendung, benutzte. Sprache und symbolische Gesten blieben sehr simpel; Mark hatte aber Sprache gelernt und führte symbolische Handlungen mit Puppen aus. Er reagierte besonders auf Angstquellen, wie zum Beispiel das Zerbrechen von Spielzeug, das Fallen oder Verletztwerden von Puppen, das Verlieren oder Schmutzigwerden von Dingen etc. Mark ließ sich auf einfache Gespräche über diese Themen ein. Seine Aufregung jedoch trieb ihn in die Wiederholung. Er zeigte auch zwanghaftes Verhalten, um sicher zu bleiben, wie z. B. sein Bestehen darauf, daß die Tür „nur einen Spalt" geöffnet bliebe. Er war ein „ängstlicher Diktator", der alles nach seinem Kopf haben mußte, um den Einfluß der Umgebung zu kontrollieren. Andererseits hatte er Angst und wollte nicht, daß sich andere mit ihm messen oder auf ihn böse wurden. Er „schaltete" sich oft nicht ein, wenn man zu ihm in normaler routinierter Sprechweise sprach, ängstigte sich jedoch über hohe und tiefe Töne.

Diskussion:

Als Mark mit 30 Monaten gebracht wurde, war er dabei, sich immer ängstlicher und eingeschränkter zu verhalten; er zog sich immer mehr in eine introvertierte Welt zurück. Er war nicht besonders ängstlich oder aggressiv, schien jedoch Sicherheit zu finden, indem er nach seiner eigenen Pfeife tanzte, wobei er Vorsicht gegenüber Einflüssen und Forderungen übte. Auf der einen Seite entwickelte er Sprache und angemessene Wahrnehmung, war jedoch andererseits nicht aufmerksam in bezug auf Kommunikation mit anderen Menschen. Mark war übersensibel auf gewisse hohe und vibrierende Töne, war aber unterreaktiv auf andere Töne. Er war unterreaktiv auf Bewegung und hatte schlechte motorische Planung. Er war außerdem unterreaktiv auf visuelle Eindrücke, war überkonzentriert und repetitiv. Obwohl er in seinem Alter natürlich affektive und interaktive Schwierigkeiten zeigte, schienen sich diese jedoch sekundär zu seiner Unteraktivität und seiner problematischen Anspornbarkeit seit seiner Geburt entwickelt zu haben.

Intervention:

Intervention mußte für Mark die Bereiche der Verarbeitungsprobleme und Gefühlsprobleme behandeln – die ersteren, um Marks Fähigkeiten zu unterstützen, die Welt um ihn herum genauer und sicherer anzunehmen und zu verstehen, und zweitere zur Hilfe, die Entwicklung seiner Interaktion und seiner Kommunikation mit anderen zu steigern, als auch seine relativ limitierte gestische und symbolische Bandbreite zu erweitern, sodaß er mit Gleichaltrigen in altersangemessener Weise umgehen konnte. Um seine sensorischen Verarbeitungsschwierigkeiten zu behandeln, wurde Mark in Beschäftigungs- und Sprechtherapien zur Einschätzung visuell-motorischer Fähigkeiten, auditiver Reaktivität und Verarbeitung geschickt. Er und seine Eltern mußten mit einem Therapeuten arbeiten, um kommunikative und symbolische Fähigkeiten und alltägliche Pflegefragen zu verbessern. Man arbeitete mit seinen Eltern, um ihnen zu zeigen, wie sie Mark inspirieren konnten, sodaß er kommunizieren und interagieren wollte; Mark seinerseits wurde in immer größere Komplexe emotionaler Interaktionen in der Therapie und im Heimprogramm involviert. Mark mußte außerdem ein frühes Interventionsprogramm besuchen, das dreimal wöchentlich Sprech- und Sprachtherapie bot, und außerdem zweimal wöchentlich in einen normalen Kindergarten. Es wurde auch stark angeraten, daß die Eltern für ihre persönlichen Probleme Hilfe suchten, sodaß sie mit ihren persönlichen Problemen umgehen lernten und verschiedene Zugänge zu Mark fanden. Die familiären Schwierigkeiten zu beseitigen, war wichtig und bot Mark die Möglichkeit, von den anderen Interventionen zu profitieren.

Diagnostischer Eindruck:

Achse I: Regulationsstörung: unterreaktiver Typ.
Achse II: Überinvolvierte Beziehung.
Achse III: Keine.
Achse IV: Psychosoziale Belastung: schwer.
Achse V: Funktionell-emotionales Entwicklungsniveau – hat die momentan erwartete Stufe nicht erreicht.

Fall 11: Jasmin

Fallbeschreibung:

Jasmin war ein gesundes, 19 Monate altes Kind, das emotional und entwicklungsmäßig ihrem Alter entsprach, als sie Zeuge eines Überfalls und einer Vergewaltigung ihrer Mutter durch einen Bekannten wurde. Nachdem Jasmins Mutter mehrere Minuten mit dem Mann gekämpft hatte, schnappte dieser Jasmin und hielt ihr eine Pistole an den Kopf, um die Mutter zum Gehorchen zu zwingen.

Jasmin wurde während der Attacke nicht verletzt. Sofort nach der Vergewaltigung zogen Mutter und Tochter fort, um mit einem Verwandten zu leben. Mehrere Wochen später zogen sie zurück in die Wohnung, in der die Vergewaltigung vorgefallen war, und Jasmin wurde offensichtlich symptomatisch. Sofort nach der Rückkehr zeigte sie große Beunruhigung und blieb ziemlich ängstlich, bis ihre Mutter die Möbel umgestellt hatte. Danach war sie etwas ruhiger, zeigte aber eine Reihe von konsequenten Symptomen. Ihr Schlaf war ziemlich gestört; obwohl sie ohne Protest wieder einschlief, schrie sie drei bis viermal in der Nacht auf und war uninteressiert und nicht zu trösten, bis sie wieder einschlief. Ebenso wachte sie auf, um nach ihrer Mutter zu rufen, oder den Peiniger ihrer Mutter anzuschreien, diese in Ruhe zu lassen. In solchen Momenten konnte Jasmin beruhigt werden, obwohl es einige Zeit dauerte, bevor sie wieder schlief. Mindestens dreimal nach der Vergewaltigung schlief sie den ganzen Tag hindurch, obwohl sie der Mutter nicht schläfriger als sonst erschien. Nach der Vergewaltigung dominierte aggressives Verhalten die Interaktion Jasmins mit anderen Kindern, obwohl sie vor der Vergewaltigung kein aggressives Verhalten gezeigt hatte. Zum selben Zeitpunkt tendierte Jasmin dazu, Interaktion mit anderen Kindern zu vermeiden. Sie war sturer und trotziger mit ihrer Mutter, aber auch sensibler und schrie leichter als vor der Vergewaltigung. Sie brauchte auch ihren Schnuller mehr als vorher. Nach der Vergewaltigung tendierte Jasmin dazu, Kontakt mit Männern, außer dem Freund der Mutter, zu vermeiden. Sobald die Mutter und der Freund spielerisch miteinander kämpften, kam Jasmin über ihn, schlug ihn und fluchte mit ihm. Außerdem entwickelte Jasmin Starrzustände, die zwei bis drei Minuten dauerten und ungefähr zwei bis dreimal pro Woche vorkamen. Ihre Mutter konnte keinen offensichtlichen Auslöser für diese Anfälle ausmachen. Während der Anfälle war Jasmin gleichgültig und uninteressiert und tendierte dazu zu starren, ohne irgendeinen offensichtlichen Punkt der Konzentration und ohne Wahrnehmung zu fixieren. In Spielen entwickelte Jasmin eine sich wiederholende Sequenz, indem sie Puppen auf den Boden warf und sie schlug. Sie tendierte dazu, das immer und immer wieder zu wiederholen, ohne es näher zu erklären und ohne offensichtlichen Effekt, wie es ihre Mutter beschrieb. Sie zeigte dieses Spiel nicht beim Untersuchenden sondern nur zu Hause bei ihrer Mutter.

Diskussion:
Die Diagnose der posttraumatischen Streßstörung ist offensichtlich. Das Kind zeigt viele der anzeigenden Charakteristika dieser Störung.

Intervention:
Jasmin und ihre Mutter brauchen Spieltherapie, die sowohl direktes Spiel als auch elterliche Führung zur Hilfe für Jasmin beinhaltet, um die Sicherheit, die sie als Resultat des Traumas verloren hat, wiederzuerlangen. Nachdem die Sprache des Kindes gerade erst aufkommt, wäre es für die Mutter wichtig zu lernen, wie man unstrukturiert spielt, um der Tochter zu helfen, ein Gefühl der Sicherheit und graduellen Verarbeitung des Traumas zu erlangen. Die Mutter muß lernen, dem Kind zu folgen, egal was es ausdrückt, einschließlich der Wut und Aggression gegen die Mutter. Therapiestunden könnten anfänglich oft stattfinden, um der Mutter zu helfen, rasch zu lernen, wie man täglich mit Jasmin spielt, sodaß sie die Signale erkennt, die wahr-

scheinlich verärgernd auf Jasmin im täglichen Leben sind, und auf sie angemessen reagiert. Die Mutter könnte auch von individueller Beratung profitieren. Wenn Jasmins Starranfälle weitergehen, wäre weitere neurologische Beurteilung notwendig.

Diagnostischer Eindruck:

Achse I: Posttraumatische Streßstörung.
Achse II: Keine Störung in der Beziehungsebene.
Achse III: Keine.
Achse IV: Psychosoziale Belastung: schwer.
Achse V: Funktionell-emotionales Entwicklungsniveau – hat die erwartete Stufe erreicht.

Fall 12: Julie

Fallbeschreibung:

Endlich schläft Julie auf der Brust ihrer Mutter ein. Sie liegen beide auf einer großen Matratze am Boden. Es ist nach Mitternacht und die vorangegangenen Stunden waren mit Beruhigen, Schaukeln und schließlich Stillen verbracht worden. Julie ist 13 Monate alt. Ihre Wiege hat sie sechs oder sieben Monate zuvor verlassen, als die Mutter das ständige Schreien des lang erwarteten Babys nicht mehr ertragen konnte. Sie erschien so hilflos wie eine Stoffpuppe, so bedürftig, daß sogar der Zorn des Vaters die Mutter nicht davon abhalten konnte, ihr Bestes zu versuchen, um sicherzugehen, daß ihre Tochter sich beschützt fühlte und sich nicht allein in den Schlaf schreien mußte. Jeder beschuldigte die Mutter der Überfürsorglichkeit. Ihr Kinderuntersucher sagte ihr, sie solle das Baby schreien lassen, sodaß es lernen würde, schlafen zu gehen. Ihr Ehemann beschuldigte sie der Ablehnung. Julie war nach einer geplanten, gesunden Schwangerschaft komplikationsfrei auf die Welt gebracht worden. Sie erschien aufmerksam, reaktiv und schaute viel um sich. Die Mutter nahm sie sehr schnell hoch, sodaß sie sich sicher fühlen konnte und Vertrauen hatte, daß immer jemand für sie da war. Julie mochte es, gehalten zu werden, wenn sie angezogen wurde, sie war jedoch auf leichte Berührung sensibel und mochte keinen Initialkontakt mit Wasser, wenn sie gebadet wurde. Sie schien sich aber anzupassen. Sie war aufmerksam auf laute plötzliche Geräusche, wobei sie sehr rasch deren Quelle erkannte. Oftmaliges Füttern und Aufwachen in der Nacht war erwartet worden, und das Stillen wurde zum Mittel, um sie während ihrer ersten paar Lebensmonate, die von wirren kolikartigen Beschwerden gekennzeichnet waren, zu beruhigen. Trotz allem waren die ersten sechs Monate ihres Lebens für alle eine Freude. Es war noch nicht offensichtlich, daß die schlechte Selbstregulation mit den Schlafens- und Essensmustern und ihre Sensibilität und Reaktivität besorgniserregend sein könnten. Ihr gutes Sehen, Hören und ihre stimmliche Reaktion wurden die sensorischen Leitwege, durch die sie auch begann, ihre Intentionen zu vermitteln. Frühe Kommunikation war reichhaltig und intensiv.

Mit ungefähr sechs Monaten zog die Familie in ein neues Haus, Julie reagierte auf eine Diphtherie-Pertussis-Tetanus-Impfung und begann, öfter aufzuwachen. Das streckte sich über das nächste halbe Jahr hin und wurde jedesmal schlimmer, wenn sie krank wurde. Den Eltern fiel auch auf, daß Julie die letzte war, die in der mütterlichen Elterngruppe von allen Babys sitzen konnte, und sie konnte mit 10 Monaten noch nicht richtig krabbeln. Selbst mit 13 Monaten konnte sie noch nicht stabil sitzen, und die Mutter erinnerte sich, daß sie im Aufrechthalten des Kopfes langsam war. Es war nicht offensichtlich für alle, daß dieses Muster schlechte motorische Harmonie und Planung anzeigte. Julie äußerte sich jedoch ständig stimmlich und begann mit 12 Monaten, einige Wörter zu verwenden. Sie schien viel von dem zu verstehen, was man ihr sagte, folgte simplen Anweisungen und sprach Wörter nach. Obwohl sie natürlich im Protest schrie, warf sie keine Gegenstände, da sie sonst umfiel, und es gab wenige Wege für sie, Zorn sicher auszudrücken. Sie fand keine Zuneigung zu irgendwelchen Übergangsobjekten, sondern zog die Mutter Tag und Nacht an ihrer Seite vor. Ihre Trennungsangst wurde in ihrem frühen zweiten Jahr schlimmer, als die Haushaltshilfe, die sie gut kannte, das Haus verließ. Die Mutter sah nicht, wie schnell sie sich mit dem Baby befaßte, immer Hilfe anbietend, bevor es diese brauchte, und es in Aktivitäten leitete. Das wurde nicht auf aufdringliche oder kontrollierende Art getan, sondern in untergebener, eher passiver Weise mit langen Pausen. Sie war eine besorgte Mutter, immer bedacht darauf, was sie als nächstes machen könne, ohne einen Fehler zu machen. Ein Muster entwickelte sich, bei dem Julie auch passiv wurde und sich selbst gestattete, von den Einleitungen und Gesten kontrolliert zu werden, und die ängstlich und zögernd aussehende Mutter überfürsorglich wurde. Der Vater konnte Julie zu mehr Bestimmtheit und Aktivität aufmuntern, indem er Julie mit implizierten Aufgaben bedachte, auf die sie reagieren mußte. Er tendierte dazu, sich zurückzuziehen, was als Reaktion auf die Besorgtheit seiner Frau geschah, und er zweifelte an sich selbst, obwohl er darauf bestand, daß Julie in der Nacht schreien sollte dürfen, sodaß sie endlich lernen würde einzuschlafen.

Diskussion:

Mit 13 Monaten war Julie bereits ein kluges verbales Kind mit starken Zuneigungen und Bindung, das fröhlich auf die reagierte, die sie kannte. Sie begann gerade zu krabbeln, hatte noch immer Schwierigkeiten, ihren Körper aufrecht zu halten, selbst im Sitzen, wo sie ihre Beine ausstreckte, die Schultern fixierte, ihren Rücken versteifte, um ihre aufrechte Haltung zu bewahren. Sie war auch sehr sensibel auf Berührung und zögerte, unbekannte Objekte oder Räume zu erkunden. Die größte Schwierigkeit war die Tatsache, daß Julie noch immer nicht ohne ihre Mutter einschlafen konnte und mit niemandem anderen alleingelassen wurde. Wenn man die Dauer dieser Schwierigkeit in Betracht zieht, kann man von einer primären Schlafstörung ausgehen, die begleitenden sensorischen Verarbeitungsschwierigkeiten geben den regulativen Mustern Vorrang. Ebenso betrachtet eine primäre Diagnose von Trennungsangst nicht die signifikanten regulativen Schwierigkeiten. Während elterliche und umweltbedingte Schwierigkeiten zu dem Problem beitrugen, so zeugten sie nicht von schlechter motorischer Harmonie und sensorischer Reaktion. Die Kombination der Schwierigkeiten, die behandelt werden müssen, kann in der multiaxialen Diagnose ausgedrückt werden. Dieser Fall zeigt, daß, wenn sowohl regulative Charakteristika als auch Pflegemuster wichtig sind, die Diagnose einer Regulationsstörung Vorrang hat und die Interaktionsmuster mit den Bezugspersonen auf Achse 2 im Sinne der Beziehungsdiagnose dargestellt werden.

Intervention:

Diese Familie bedarf einer Reihe von Elementen in ihrem Programm. Die Mutter muß lernen, der Führung ihres Kindes zu folgen und die Ängste, die sie in bezug auf die Befriedigung der Bedürfnisse ihres Kindes hat, aufzuarbeiten. Der Vater braucht Hilfe, um sich mit seiner Tochter intensiver und näher befassen zu lernen. Wöchentliche gemeinsame Spielsitzungen mit Julie würden größere Bestimmtheit und gestische und symbolische Ausdrucksweisen für eine Reihe von Gefühlen ermuntern. Psychotherapie mit den Eltern würde ihnen helfen, sich zurückzunehmen, ihre Grenzen zu definieren (z.B. die Reduktion ihrer Tendenz zur Beschützung) und ihre Perspektive von der Familie neu zu zeichnen. Eine Leitung der Eltern würde fortlaufende Unterstützung für ihre Handhabung der Themen Schlaf und Trennung darstellen. Julie würde von Beschäftigungstherapie profitieren, um ihre schlechte motorische Harmonie und ihre schlechte motorische Planung zu verbessern, und würde ebenso von täglichen Pflegeprogrammen profitieren, um ihre sensorische Abwehrhaltung zu reduzieren.

Diagnostischer Eindruck:

Achse I: Regulationsstörung – Hypersensitivität – Typ 1.
Achse II: Überinvolvierte Beziehung.
Achse III: Keine.
Achse IV: Psychosoziale Belastung: mild.
Achse V: Funktionell-emotionales Entwicklungsniveau – auf der erwarteten Stufe mit Einschränkungen

Fall 13: Collin

Fallbeschreibung:

Collin ist ein dreieinhalbjähriger Junge aus gehobener Schicht. Er wurde von seiner Kindergärtnerin zur psychiatrischen Begutachtung überwiesen, da er nicht imstande war, mit anderen Kindern auszukommen. Dem aufgesuchten Psychiater eröffnete sich das Ausmaß seiner transsexuellen Tendenzen, welche zuvor seinen Eltern keine Sorge bereitet hatten, und Collin wurde an einen Spezialisten zur weiteren Begutachtung überwiesen. Collin sprach gern, war nicht interessiert an Spielzeug, und obwohl er erst 3,5 Jahre alt war, benahm er sich wie ein gefälliger Erwachsener, der sich dazu bereit erklärte, interviewt zu werden. Während des ganzen Interviews schien er an unsere Gesichter geheftet, als ob er intensiv jeden Ausdruck der Gesichter studierte. Von besonderem Interesse war seine Besorgnis über „Damen mit bösen Augen". Er sprach davon, wie er sich vor einem Mädchen in seiner Kindergruppe, das „böse Augen" hatte, fürchtete, und ganz offensichtlich unter emotionellem Druck imitierte er diese für uns. Bei der Studie seiner familiären Heimvideos wurde herausgefunden, daß er dieselben „bösen Augen" machte, als er mit Frauenkleidern angetan vor dem Spiegel stand. Während der Begutachtung sagte er, daß er es haßte, ein Junge zu sein, meinte nachdrücklich, daß er als Mädchen geboren sei und daß man, „wenn man Mädchenkleider anzieht, wirklich ein Mädchen sein könne." Es gab keinen Hinweis für das Vorliegen einer anatomischen Dysmorphie. Er beschrieb sich vom emotionalen Standpunkt aus als eher traurigen Buben, nicht als fröhlichen, und als einsam. Er sagte, daß ihn keines der anderen Kinder möge. Er sorge sich oft um seine Eltern, wenn er im Kindergarten sei. Vom intellektuellen Standpunkt aus funktionierte er laut standardisierter Tests in den obersten Rängen, und es gab keine Indizien für Lernunfähigkeiten. Collins Geburt war komplikationsfrei verlaufen. Die Mutter beschrieb ihn als ein einfaches Baby, das die Welt um sich herum „einsauge". Tatsächlich beschrieb die Mutter ihre Beziehung zu Collin als derartig befriedigend, daß sie ihn, als sich Collin mit acht Monaten entwöhnte – er hatte begonnen, ihre Brustwarzen zu beißen – noch gerne weiterstillen hätte wollen. Unterdessen fühlte sich der Vater von dieser Mutter-Kind-Bindung ausgeschlossen, und selbst zum Zeitpunkt der Begutachtung fand er, daß er keine sinnvolle Verbindung mit seinem Sohn herstellen konnte. Alle entwicklungsmäßigen Meilensteine waren innerhalb eines normalen Zeitrahmens gesetzt worden. Collin hatte einige entscheidende sensorische Sensibilitäten; er schrie z.B., wenn er laute Geräusche wie das der Türglocke hörte, doch gab ihm seine Sensibilität auch Anlaß zur Freude: Er genoß Musik und schöne Farben und bemerkte die kleinsten visuellen Veränderungen in seiner Umgebung. Frau S. erinnerte sich, daß Collin mit einem Jahr ein „lachendes Baby" war, das liebend war und „immer fröhlich". Frau S. erinnerte sich auch, wie emotional und interessiert Collin schien, als er mit zwei Jahren im Kindergarten interviewt wurde. Kurz nach seinem zweiten Geburtstag plante die Familie einen fünftägigen Ausflug ins Ausland, aber Collin wurde vor der Abreise krank. Collin und seine Mutter blieben zurück und der Vater und die Großmutter begaben sich beide nach Europa. Die Mutter berichtete, daß während ihrer Abwesenheit „Collin untröstlich wurde und schrie, bis sein Vater und seine Großmutter wieder nach Hause kamen." Auch die Mutter wurde böse und enttäuscht.

Beide Eltern sind sich einig, daß sich Collins Verhalten zu diesem Zeitpunkt änderte. Er wurde aufgeregter und sensibel auf alle Trennungen. Die Veränderung wurde noch größer, als Collin im darauffolgenden Herbst mit dem Kindergarten begann. Frau S. erinnert sich, daß Collin sehr schüchtern wirkte und Schwierigkeiten hatte, sich anzupassen. Er kam mit den anderen Kindern nicht zurecht und schlug sie, wenn sie nicht nach seiner Pfeife tanzten, oder machte im gegeben Fall ein finsteres Gesicht, verschränkte seine Arme und drehte sein Gesicht zur Wand. Zur gleichen Zeit begann er auch,

Wutausbrüche zu Hause zu haben, was ein neues Verhalten für ihn darstellte und was schon lange bestehende Ängste der Eltern in bezug auf das Kontrollieren von Wut und Aggression verschlimmerte. Seine Mutter beschloß in ihrer Sorge, daß Collin zu isoliert von Gleichaltrigen aufwachse, ein zweites Kind auf die Welt zu bringen, um Collin „einen Spielgefährten zu geben." Als jedoch Amniozentese zur fötalen Diagnose eines Downsyndrom führte, entschied sich das Paar zu einem Schwangerschaftsabbruch. Man hatte auch herausgefunden, daß das ungeborene Kind ein Mädchen war, und Frau S. nannte das ungeborene Kind „Miriam" nach einer von ihr verehrten Lehrerin. Sie fühlte sich später dankbar für eine dreiwöchige Verzögerung der Abtreibung, da ihr diese Zeit erlaubte, „Miriam kennenzulernen", wie sie es beschrieb. Sie hatte Phantasien, ihrer Tochter Kleider zu nähen und das Kind ihrer Mutter zu geben, so daß diese „etwas hatte, für das sie leben konnte." Bemerkenswerterweise folgte nach der Abtreibung für den Ehemann von Frau S. eine Reaktion ausgesprochener Trauer. Bei Frau S. war dies nicht der Fall. Obwohl sie sich ständig depressiv und besorgt fühlte, verband Frau S. diese Gefühle nicht mit dem Verlust von „Miriam" und hatte einen Platz in ihrem Schlafzimmerschrank, an dem die Urne mit der Asche Miriams stand. Collins transsexuelles Benehmen begann direkt nach der Abtreibung und hat seitdem bestanden. Seine Lieblingsaktivitäten sind das Verkleiden, Schminken, Spielen mit Barbiepuppen und das Ansehen von Videofilmen von Schneewittchen und Aschenbrödel. Beide Eltern haben künstlerische Interessen, und sie sahen Collins Verhalten als Teil seiner künstlerischen Natur. Herr S. fühlte sich etwas unwohl über die Vorliebe seines Sohnes für weiblichen Aufputz und weibliche Aktivitäten, lenkte aber nicht ein, weil er die Angelegenheit für eine zeitlich begrenzte hielt und glaubte, daß Collin aus ihr herauswachsen würde. Frau S. identifizierte Collins Rollenvorliebe in keiner Weise als Angelegenheit von Besorgnis. In den Monaten, die der Abtreibung folgten, erlebte Frau S. die generelle Hypersensibilität und Reaktion Collins als speziell auf sie gerichtet: „Er war immer auf meine Gefühle abgestimmt. Er wußte immer, wie ich mich fühlte." Sie fing an, ihn mit dem neuen Namen „Lovey" zu rufen und empfand neue Freude an seinen „künstlerischen Talenten", was das Anziehen von Frauenkleidern einschloß. Es war jedoch nicht alles ein Segen. Ungefähr um dieselbe Zeit, als Collins transsexuelles Verhalten aufkam, verstärkten sich die Temperamentsausbrüche Collins zu Hause. Frau S. empfand diese Ausbrüche als Verlassenwerden, als Verlust seines vormalig idealisierten Verhaltens und als Spätfolge der Zeit, als er sie mit 8 Monaten in die Brustwarzen gebissen hatte. Erst nach Jahren der Therapie konnte sie sich daran erinnern, wie stark sie diese Ausbrüche des Jungen zensurierte. Sie schüttelte ihn und schrie ihm voll ins Gesicht. In der Therapie erinnerte sie sich, daß sie, als sie ihn schüttelte, in seinen Augen die Angst, von ihr getötet zu werden, sah.

Diskussion:

Collin zeigte ein getriebenes ausschließliches Interesse an Transsexuellen, wie es für Burschen mit Geschlechtsidentitätsstörung typisch ist. Andere kollaterale Eigenschaften, wie Trennungsängste, mütterliches Trauma, elterliche Toleranz für die transsexuellen Symptome, erhöhte sensorische Sensibilität und das Ausweichen vor kämpferischen Spielen mit Gleichaltrigen (nicht mit seinem Vater) waren ebenso typisch für diese Störung. Als Neugeborenes und kleines Kind hatte Collin trotz seiner Sensibilität eine geschlossene, gegenseitig befriedigende Beziehung mit seiner Mutter. Er war weniger erfolgreich im Knüpfen einer frühen Beziehung zu seinem Vater, der trotz seiner Freude darüber, einen Sohn zu haben, sich von der Mutter-Kind-Beziehung ausgeschlossen fühlte und sich von seinem Sohn als auch von seiner Frau zurückzog. Collins weitere Trennung von seinem Vater, als er zwei Jahre alt war – zu dem Zeitpunkt, als die Ehe unter großem Streß stand – scheint ihn, teilweise aus Gründen des kollateralen Einflusses auf die Mutter, in eine Trennungsangst getrieben zu haben. Als seine Mutter sechs Monate später durch die Abtreibung Miriams in eine Phase depressiver Zurückgezogenheit eintrat, war Collin seinen eigenen Ressourcen überlassen. Das passierte zur Zeit, als seine kognitive Entwicklung den Unterschied zwischen Mädchen und Buben vollzog. Sobald dieser Entwicklungsschritt abgeschlossen war, schien ihm, in seiner Phantasie, das andere Geschlecht zu besitzen, als Copingstrategie hilfreich und half ihm, mit dem Rückzug seiner Mutter und anderen belastenden Situationen fertig zu werden. Während der Zeit, als sich die Störung zum ersten Mal etablierte, schien Collins Beziehung zur Mutter von einer Überinvolvierung in eine Unterinvolvierung gedriftet zu sein (beide mit gelegentlich feindlichen Vorfällen und Rollenumkehrung). Interessanterweise konnte der Vater in der Zeit nach der Abtreibung keinen engeren Kontakt mit Collin oder der Mutter knüpfen, obwohl die Gelegenheit nun da war. Die Frage einer differenzierten Diagnose schloß in diesem Fall ein, ob Collins transsexuelles Verhalten erstens eine zeitlich begrenzte Angelegenheit (wie sie manchmal auftritt in bezug auf ernsthaften familiären Streß), zweitens ein Zeichen von Interessen der Nonkonformität mit dem eigenen Geschlecht oder drittens ein Anzeichen von Identitätsstörung war. Zum Zeitpunkt der Überweisung war das transsexuelle Verhalten in starkem Ausmaß schon über ein Jahr zu beobachten gewesen (viel länger als die dreimonatige Periode, die das Limit der vorübergehenden Phase durch familiären Streß markiert). Weiters zeigten Collins transsexuelle Phantasien und sein Verhalten eine hohe Intensität und einen Identitätsgewinn. Das Verhalten qualifizierte sich nicht als simple Geschlechtsnonkonformität, weil es erstens nicht die Bandbreite, Flexibilität und den Genuß zeigte, den man erwarten würde, und weil zweitens, die transgeschlechtlichen Phantasien intrapsychisch mit dem Zurechtkommen von Schwierigkeiten, Trennungsängsten und Aggression des Kindes verbunden waren und ätiologisch mit der Unterbrechung seiner primären Beziehung in Zusammenhang zu stehen schienen.

Intervention:

Collin braucht intensive individuelle Psychotherapie für mindestens dreimal die Woche. Gemeinsame Spieleinheiten würden den Eltern auch helfen, symbolisches Spiel zu erlernen, um Collin zu helfen, mit seiner Voreingenommenheit umzugehen, und Wege zu finden, um seine Gefühle im Spiel auszudrücken. In der Spielumgebung könnte Collin mit verschiedenen Rollen experimentieren, wie auch dem Ausdruck bestimmter und aggressiver Aspekte des Lebens. Dieser intensive Behandlungszugang wäre für die nächsten drei bis vier Jahre von Collins Leben entscheidend, da während dieser Zeit das Verstehen seiner selbst sich noch immer formen und festigen wird. Zusätzlich wären kollaterale Treffen mit seinen Eltern notwendig, um sein Verhalten, die Bedeutung seines Spiels und die täglichen Pflegezugänge, wie auch andere Themen, die für die Eltern von Interesse sind, zu diskutieren. Individuelle Psychotherapie für die Eltern ist ebenso angezeigt, um ihnen zu helfen, mit ihren Gefühlen in der Beziehung zu ihrem Sohn als auch der zueinander umgehen zu lernen. Es wäre besonders wichtig, sehr viel Sicherheit und Respekt in Collins Beziehung mit seiner Mutter zu bringen und viel Interaktion, Nähe und entspanntes Spielen mit seinem Vater zu ermöglichen. Collin sollte von einem Beschäftigungstherapeuten untersucht werden, sodaß festgestellt werden kann, ob er eine Behandlung braucht und ob die Eltern eine Anleitung für Aktivitäten brauchen, um die sensorische Entwicklung ihres Sohnes zu unterstützen. Collin könnte ein therapeutisches Kindergartenprogramm besuchen, wo seine individuelle Psychotherapie ins Programm integriert werden könnte, oder er könnte in ein kleines Vorschulprogramm einsteigen, wo er die Gelegenheit hätte, mit Kindern aus seiner Gemeinschaft Freundschaft zu schließen.

Diagnostischer Eindruck:

Achse I: Geschlechtsidentitätsstörung.
Achse II: Unterinvolvierte Beziehung.
Achse III: Keine.
Achse IV: Psychosoziale Belastung: moderat.
Achse VI: Funktionell-emotionales Entwicklungsniveau: hat die erwartete Stufe mit einigen Einschränkungen erreicht.

Fall 14: Steve

Fallbeschreibung:

Der 30 Monate alte Steve wurde von einer Beratungsorganisation für Eltern mit Suchtproblemen, die seine Mutter Cindy besuchte, überwiesen. Steve war sehr rückständig im Sprechen, in der Feinmotorik, in der Wahrnehmung, Sprache und Selbsthilfe, vor allem aber in der Grobmotorik. Er war noch nicht sauber und wurde als „oral-fixiert" angesehen, da alles in seinen Mund wanderte; er sog am Daumen, streckte die Zunge heraus und speichelte viel. Er vermied es, bestimmte Oberflächen zu berühren, er hatte Schwierigkeiten, sich selbst zu beruhigen, und war überreaktiv auf plötzliche Geräusche, welche in beunruhigten. Die Besorgnis der Mutter konzentrierte sich auf sein aggressives Verhalten, zornige Ausbrüche und deren Unmotiviertheit. Wenn er zornig war, sagte er „Mami, ich muß beißen". Zu Hause zeigte er extreme Wutanfälle und destruktives Verhalten, obwohl er folgen konnte, wenn seine Mutter angemessene Grenzen zeigte. Während der ersten beiden Lebensjahre von Steve mißbrauchten beide Eltern Drogen und Alkohol und hatten eine sehr konfliktreiche Eltern-Partner-Beziehung. Cindy gestand ihre geringe emotionale Verfügbarkeit für Steve, ihre Vernachlässigung und ihren physischen Mißbrauch und Steves Erfahrung ihrer Aggression gegen seinen Vater ein. Steve war das Produkt unerwarteter und ungeplanter Schwangerschaft. Bis zu ihrer achten Schwangerschaftswoche verwendete Cindy aktiv Kokain, Valium, Alkohol und Marihuana. Als sie erfuhr, daß sie schwanger war, verwendete Cindy von allen Drogen nur Marihuana weiter, das sie mit ungefähr vier Joints am Tag weiterverwendete. Cindy beschrieb Steve als ein wirres Kind von Geburt an: „Er war sensibel auf plötzliche laute oder vibrierende Geräusche, schrie, wenn er gewickelt oder angezogen wurde, hatte Angst, wenn er im Raum bewegt wurde, und konnte sich nicht selbst beruhigen." Sie berichtete von Fütterungsschwierigkeiten, wobei sie einige Male die Zusammensetzung ändern mußte, bevor sie eine finden konnte, die er tolerierte. Steve war weiterhin ein schlechter Esser und war lediglich an der zehnten Percentile der Wachstumspercentile. Steve war ziemlich langsam bei den grobmotorischen Meilensteinen, saß mit neun Monaten und ging mit 18 Monaten. Er zeigte signifikante Verzögerungen beim Sprechen, wobei er mit 18 Monaten seine ersten Wörter sprach. Steve hatte eine Reihe von Ohrinfektionen und erkrankte einmal ziemlich schwer an Lungenentzündung. Ein Gehörtest wurde durchgeführt, die Resultate waren aber nicht eindeutig. Steve wurde außerdem zur neurologischen Begutachtung überwiesen; daß er einige orale Verhaltensweisen, Launenhaftigkeit und verstärkte Impulsivität an den Tag legte, wurde aber als normal befunden. Die Befunde dieser Untersuchung ließen vermuten, daß Steves verhaltens- und entwicklungsmäßiges Problem eher durch frühe umgebungsbedingte Einflüsse erklärt werden konnte.

Während des strukturierten Diagnoseprogramms der Mutter-Kind-Interaktion war Cindys Affekt in ihrer Bezogenheit zu Steve deutlich eingeschränkt. Ihre Sprechweise hatte eine kontrollierte singende Qualität, klang künstlich und zeigte eine feindlich klingende Schärfe. Sie schien an Steves Vorgangsweise sehr gewöhnt, wie zum Beispiel sein Öffnen einer Schachtel Rosinen und sein Ausschenken von Saft. Cindy verwendete selten Augenkontakt, und es fehlte ihr ein starkes Repertoire von Möglichkeiten, Steve für eine Aufgabe zu vereinnahmen oder zu gewinnen. Während der gestellten Fütterungsszene zeigte Cindy sehr viel Passivität und Verwirrung, wobei sie Steve oft fragte, ob er ihre Speise essen könne. Es schien wenig gemeinsame Lebensfreude und wenig Konversation über ihre gemeinsamen Aktivitäten zu geben. Im Laufe des strukturierten Spielens wurde Cindy involvierter mit ihrem Sohn. Sie versuchte, verschiedene Spieltechniken mit ihm zu verwenden, welche sie im Beratungszentrum gelernt hatte.

Sie war jedoch unfähig, Steves Initiative im Spiel zu folgen. Sie war sehr aufdringlich, versuchte Steve im Spiel zu dirigieren und zu kontrollieren. Bei der Beobachtung von Steves und Cindys Interaktion fand der Untersucher, daß generell kaum affektive Qualität vorhanden war, außer zu den Zeitpunkten, in welchen Cindy versuchte, Kontrolle auszuüben. Dann waren

Mutter als auch Sohn gereizt. Es gab oft gemeinsame Aufmerksamkeit bei verschiedenen Aufgaben, aber keinen gemeinsamen Dialog. Steve schien unsicher-ängstlich an seine Mutter gebunden. Er protestierte gegen ihr Verlassen des Raumes, wendete sich aber von ihr ab, ohne Trost nach ihrer Rückkehr zu fordern. Die Interaktionsstile beider Eltern mit Steve waren von Zwang, Sucht nach Kontrolle und generellem Fehlen emotionalen Ausdrucks geprägt. Cindy scheint unter der Oberfläche starke Emotionen zu empfinden. Der Vater zeigte mehr Momente angemessenen Verhaltens und Beschäftigung mit Steve als auch Aufmerksamkeit für gemeinsame Aktivitäten. Obschon Cindy ihre Stimme besänftigen und ihr einen Ton von Mütterlichkeit geben konnte, tat sie dies sehr selten. Der Ton ihrer Stimme war im allgemeinen hart und fordernd.

Diskussion:

Steve zeigte viele der für Kinder typschen motorischen und sensorischen Muster, deren Mütter während der Schwangerschaft Drogen eingenommen haben. Die Überreaktion auf Geräusche, Berührung, die Gereiztheit, das schlechte Essen (oral-motorische Sensibilität) und die schlechte Selbstregulation und Selbstberuhigung sind ebenso konsistent mit der Diagnose einer hypersensiblen regulativen Störung. Steve war bestenfalls ein herausforderndes Kind, das jedoch, gepaart mit dem Entzug und Mißbrauch in seiner Umgebung, dazu veranlaßt wurde, negative und trotzige Verhaltensweisen zu entwickeln, um die Welt zu vereinnahmen. Es ist klar, daß Steves Verhaltensschwierigkeiten durch die Interaktion zwischen ihm und seiner Mutter intensiviert wurden. Dies war gekennzeichnet durch das Streben nach Kontrolle, allgemeinen Fehlen emotionalen Ausdrucks und übermäßig aufdringlichen Verhalten. Diese interaktiven Verhaltensweisen sind schwer gestört. Die Schwierigkeiten der Mutter sind ebenso offensichtlich in ihrer unangemessenen Forderung (z. B. Klogehen und das Verlangen der Mutter, Steve zu ihrem „kleinen Mann" zu machen) und ihren Versuchen, Steve in die Erfüllung ihrer eigenen Bedürfnisse zu involvieren. Die mütterliche Wahrnehmung von Steve zeigt unklare Konturen, welche einerseits durch ein Fehlen von Konsequenz und dazwischen wieder durch Zeiten romantisierter Interaktion abwechselnd mit Zorn geprägt sind. Die regulativen Charakteristika nehmen Vorrang für Achse I, und die interaktiven Faktoren sind in Achse II umrissen.

Intervention:

In diesem Fall wäre es leicht möglich, sich in den Problemen in der inadäquaten Eltern-Kind-Beziehung zu verirren. Die Achse-I-Diagnose zeigt jedoch die Wichtigkeit der Beachtung von Steves regulativen Schwierigkeiten als einer Möglichkeit zur Hilfe der Verbesserung der Interaktionsmuster. Der Psychotherapeut, der die spezifischen Indikationen der Regulationsschwierigkeiten behandelt, müßte dem Paar helfen, erfolgreicher und freudvoller zu interagieren und sich durch ihre vorangegangenen Enttäuschungen durchzuarbeiten. Zusätzlich ist Beschäftigungstherapie angezeigt, welche ein Heimprogramm anschließen sollte, das die Eltern anwenden können, um Steve zu helfen, auf seinem Weg der Verbesserung jeden Tag des täglichen Lebens angepaßter zu kooperieren. Tägliche entwicklungsadäquate Spieleinheiten würden die fortlaufende Unterstützung zur Ermöglichung von Steves Entwicklung und Beziehung liefern.

Diagnostischer Eindruck:

Achse I: Regulative Störung – Typ-1-Hypersensibilität.
Achse II: Überinvolvierte Beziehung.
Achse III: Entwicklungsmäßige Ausdruckssprache (DSM-IV) 315.31.
Achse IV: Psychosozialer Streß – moderate Auswirkungen.
Achse V: Funktionell-emotionale Entwicklungsstufe – auf der erwarteten Stufe, aber mit Einschränkungen.

Fall 15: Suzy

Fallbeschreibung:

Mit 26 Monaten, wenige Monate nachdem ihr Bruder auf die Welt gekommen war, wurde Suzy zur Vorstellung gebracht, da sie ein immer stärkeres negatives, „übermäßig sensibles" Verhalten an den Tag legte. Sie wachte drei bis viermal nachts auf, schien unglücklich, hatte einen starken Willen, brach schnell in Tränen aus, da die Dinge nie in Ordnung schienen, oder sie von etwas genug hatte. Die Mutter bemerkte, daß Suzy emotional sehr kühl und distanziert zu ihr war und sie oft ignorierte, wenn sie von ihrem Halbtagsjob heimkam. Manchmal jedoch konnte Suzy auch fröhlich sein, aus sich heraus gehen, ihre natürliche Intelligenz zeigen, Vorlesen genießen und, wenn sie mit Freunden spielte, sehr glücklich sein. Sie liebte den Sandkasten und machte ab und zu mit ihrer Mutter auch schöne Spaziergänge. Die Entwicklungsgeschichte zeigte eine normale Schwangerschaft und Geburt. Suzy war ein gesundes Baby und wog bei der Geburt über 4 Kilogramm. Die Mutter arbeitete die ersten fünf Monate nicht, deutete aber an, daß es in Suzys erstem Lebensjahr zwischen ihr und ihrem Mann, der ein Alkoholproblem hatte, oft Streit gegeben hatte. Während ihrer ersten drei Monate war Suzy reizbar, litt an Koliken und tendierte dazu, durch optische Reize und Geräusche leicht überstimuliert zu werden, und brauchte lange Perioden des Schaukelns und Haltens, um wieder beruhigt zu werden. Mit drei bis vier Monaten zeigte sie ein warmes und vereinnahmendes Lächeln, konnte aber weiterhin leicht durch Geräusche abgelenkt werden. Zwischen vier und zehn Monaten war sie schon sehr bestimmend und fordernd und öfters auch sehr anspruchsvoll und schwierig. Mit 14 Monaten, der Zeit, in der sie zu gehen begann, hatte sie eine zweimonatige Phase großer Freude, in der sie ihre Mobilität entwickelte und das Haus entdeckte. Die Mutter fühlte sich wie enttäuscht, geprellt, unbelohnt und meinte, daß ihre Tochter von ihr wegging. Die beiden hatten aber auch frohe gemeinsame Momente, wenn Suzy auf ihrem Schoß saß und Bücher ansah. Mit 16 Monaten begann eine negative Phase für die beiden, als die Mutter durch eine zweite Schwangerschaft öfters müde wurde und die Streitereien mit ihrem Ehemann, der mehr trank, wieder zunahmen. Der Vater sah sich selbst als Menschen, der sich selbst kontrollierte, dazu tendierte, passiv zu sein und Konflikte und Konfrontationen vermied, aber trank, wenn er unruhig wurde. Er war „glücklich, seine Tochter zu sehen", zog sich aber zurück oder wurde unrund, wenn sie fordernd war und starke Emotionen zeigte. Die Mutter sagte, daß sie das fordernde Verhalten ihrer Tochter „innerlich leer" fühlen ließ, und schwankte zwischen hingebungsvollen Versuchen, sie glücklich zu machen und im Gegensatz dann zu kontrollierend zu sein und auf sie böse zu werden. Wenn sie mit Suzy spielte, war sie angespannt, reagierte mechanisch und drückte sehr wenig Emotion aus. Suzy, die sehr klug und verbal war, konnte Vorgabespiele entwickeln, war aber sehr ernst und agierte mehr nach ihrer eigenen Vorstellung, als mit ihrer Mutter zu kommunizieren. Als Suzy ihre Mutter in einem Spiel ausschloß, sah die Mutter verwirrt und durch Besorgnis gelähmt aus und war intuitiv unfähig, sich in das szenische Rollenspiel ihrer Tochter einzubringen. Der Vater war aufdringlicher, nicht so ausweichend, Suzy aber schubste auch ihn weg, als es um das Thema seines Eindringens und ihres Zurückweisens ging. Als er versuchte, mit ihr „herumzutollen" schrie sie ärgerlich und wollte ihre Spielsachen zurück. Sie kommunizierten so miteinander, daß sie ihm klar und logisch antwortete und er auf ihre Einsätze versuchte, die Führung zu übernehmen. Ein Teil der Vorstellungssitzung bestand daraus, daß Suzy die Teilnahme des Therapeuten akzeptierte und ein Vorgabespiel zusammenstellte. Sie erklärte ihre Ideen und wurde mehr und mehr mitgerissen. Sie konnte lange Spielsequenzen durchhalten und war fähig, selbst wenn sie frustriert war, ihre Impulse zu kontrollieren und zu limitieren. Sie schaute aber weiterhin ernst und traurig aus und bestand darauf, daß ihre Puppen im Spiel ganz einfach die Pferde reiten sollten. Ihr Spiel drang nie in Bereiche der Magie, Phantasie, der kreativen Erkundung oder des Zorns ein. Sie war ein organisierter intentionaler und interaktiver kleiner Mensch mit komplexem Verhalten, aber es fehlten ihr Freude, Fröhlichkeit und Spontaneität. Beide Eltern konnten logisch und organisiert sein, wobei die Mutter Suzy eher leer zu lassen und der Vater sie zu kontrollieren und zu überanstrengen schien. Suzy schien altersentsprechend in ihrer Art einzubeziehen und zu binden, verwendete beabsichtigte Gesten und zeigte die Fähigkeit repräsentativer Abstraktion und internalisierter Vorstellungen, um zu kommunizieren. Sie war imstande, ihre Impulse zu kontrollieren, sich zu konzentrieren und eine relativ gleichförmige Stimmung beizubehalten. Gleichzeitig aber gab es Andeutungen einer deutlichen Einschränkung des Affekts, den sie zur Verfügung hatte, indem sie wenig Freude, Spontaneität oder Kreativität zeigte. Ihre Geschichte deutete Launenhaftigkeit und Labilität des Affekts und der Stimmung an, ebenso eine geringe Frustrationstoleranz seit früher Kindheit. Zum momentanen Zeitpunkt zeigte sie Einschränkungen der altersentsprechenden Flexibilität der Persönlichkeitsfunktionen mit Einengung der Bandbreite, besonders in den Bereichen Freude, Fröhlichkeit und Spontaneität.

Diskussion:

In diesem Fall müssen mehrere Elemente beachtet werden. Susy manifestierte als junger Säugling deutliche Überempfindlichkeit auf Berührung und Geräusche. Das führte zu kontinuierlicher unbeabsichtigter Reizbarkeit und Schwierigkeiten mit dem Beruhigen als auch zur Entwicklung der Stimmungslabilität. Sie und ihre Eltern hatten Schwierigkeiten mit dem gegenseitigen Interagieren, was zu fehlender Freude und Spontaneität und zu Einschränkungen des allgemeinen Affekts führte. Als Suzy heranwuchs, verschwand diese individuelle Überempfindlichkeit weitgehend, und sie schien nicht mehr so schwierig. Sie zeigte eine geschickte Motorik, hatte gute kognitive und sprachliche Fähigkeiten entwickelt, interagierte gut mit Gleichaltrigen und zeigte keinerlei Stimmungslabilität mehr, wie sie in ihrer früheren Geschichte beschrieben worden war. Bei der Untersuchung fiel jedoch am meisten die eingeschränkte Bandbreite emotionaler Ausdrucksmöglichkeit und des Affekts auf, was zum Teil durch ihre andauernden negativen unbefriedigten Gefühle beeinflußt schien. Die Eltern-Kind-Beziehung war angespannt und unglücklich. Obwohl Suzy Schlafprobleme hatte, schienen diese nicht von primärem Interesse. Da das Heranwachsen die individuelle Überempfindlichkeit gemildert zu haben schien und diese nicht weiterhin zu regulativen Schwierigkeiten führten, muß die Diagnose einer Regulationsstörung differentialdiagnostisch trotzdem auch in Betracht gezogen werden.

Intervention:

Die Faktoren des Heranwachsens hatten bereits zu Suzys Gunsten gearbeitet. Sie blieb aber trotzdem ein unglückliches Kind mit signifikanten Einschränkungen. Drei Komponenten sind bei der Intervention angezeigt: Erstens würde eine fachliche Beratung den Eltern helfen, für Suzy Möglichkeiten zu finden, in ihrem Verhalten eine Art „Wahl" zu treffen, wodurch sie eine Situation noch immer kontrollieren würde, aber affektiv eine Art Gefühlsauswahl trifft und nicht alles schlichtweg ablehnen würde. Weiterhin müssen ihre Eltern lernen, ihr durch Überleitungen zu helfen, wenn viele Konflikte auftreten, als auch objektiver zu sein, wenn es um Dinge geht, die getan werden müssen (z. B. „Schau auf die Zeit"), als auch um das Setzen von Limits; ebenso Lob und Anerkennung für angemessenes Verhalten zu äußern, wobei hervorgehoben werden sollte, wenn sie etwas Positives gemacht hat (z. B. „Du hast alle Teile angesehen, bevor Du begonnen hast", „Du hast gewartet, um zu sehen, ob wir fertig waren"). Dies würde Suzys Selbstachtung und Sinn für Kompetenz gut stärken. Zweitens würde eine kurze Psychotherapie den Eltern helfen, durch ihre eigenen Gefühle Unangemessenheiten, Ablehnung, Wut oder Enttäuschung zu verarbeiten. Das würde ihnen ermöglichen, ihre eigenen Einschränkungen zu überwinden, um die Fähigkeit zu entwickeln, auf Suzy zuzugehen und ihrer Anleitung zu folgen, aber auch gemeinsam Spaß zu haben. Drittens wären gemeinsame Spielsitzungen ganz besonders wichtig, wenn man Suzys eingeschränkten Affekt behandeln möchte, um eine breitere symbolische Expressivität zu ermuntern und mit einer größeren Bandbreite an Gefühlen subjektiv sicher zu experimentieren. Aufgrund ihrer Tendenzen, sich auszublenden und die Antworten der Eltern abzulehnen, müßten die Eltern ihrer Führung sensibel folgen und die Kontrolle, die Suzy im Spiel hat, respektieren, wenn sie die elterliche Akzeptanz ihrer Wünsche, Ängste, Impulse und anderen Gefühle testet. Diese Sitzungen würden durch tägliches interaktives Spiel zu Hause unterstützt („Bodenzeit") und würden auch zu wechselseitig lustvolleren Dialogsequenzen führen. Die Intervention müßte nicht sehr lange dauern, aber es wäre wichtig, alle drei Komponenten mit weiterlaufenden Sitzungen für die folgenden zu erwartenden Entwicklungsschritte zu inkludieren.

Diagnostischer Eindruck:

Achse I: Störung des Affekts – gemischte Störung emotionaler Expressivität.
Achse II: Während die Beziehung sehr unharmonisch und gespannt wirkt, ist sie nicht gestört genug, um eine Störung zu konstatieren.
Achse III: Keine.
Achse IV: Psychosoziale Belastung: mild.
Achse V: Funktionell-emotionales Entwicklungsniveau – am erwarteten repräsentativen Stand mit Einschränkungen.

Fall 16: Tommy

Fallbeschreibung:

Der 36 Monate alte Tommy spazierte ungeschickt ins Zimmer, sah um sich, streifte den Untersuchenden mit einem raschen Blick und fing dann an, ziellos im Raum umherzuwandern, wobei er keine Notiz vom Untersucher oder den Spielzeugen im Raum nahm. Während er herumwanderte, bestand eine Art emotionale Verbindung zu seinen Eltern, die jedoch indirekt war. Er hatte keinen Augenkontakt und tauschte keine Gesten mit ihnen aus. Nach ein paar Minuten des Herumwanderns entstand ein Haufen von scheinbar absichtlich zusammengetragenen Spielsachen. Er hob ein batteriebetriebenes Spielzeug auf und begann es, mit Hilfe des Vaters zu drücken. Er versuchte, die Tür des Raumes zu öffnen, um diesen zu verlassen, drehte sich aber um, als ihm gesagt wurde „Nein, greif das nicht an"! Er sagte aber nichts und sah seine Eltern nicht einmal an, sondern wanderte einfach zur nächsten Beschäftigung. Während des Herumwanderns machte er viele hohe Quietscher und Töne, es gab aber keine eindeutigen Silben oder Geplapper. Die Mutter sah deprimiert und müde aus, als sie ihm ein Feuerwehrauto anbot, das er von ihr annahm und ansah, bevor er es auf den Boden warf und weiterspazierte.

Die Mutter tendierte dazu, Tommys Führung zu folgen, zu antworten und mit ihm emotional verbunden zu sein, obwohl er sie ignorierte. Sie reagierte auch auf sein Verhalten mit ermunternden und verbindlichen Gesten. Als Tommy den Türriegel öffnen wollte, tauschten er und die Mutter Gesten und Blicke aus; er konnte sie aber nicht veranlassen, die Tür zu öffnen. Sein Vater war angespannter, versuchte sein Spiel zu strukturieren und zu übernehmen und schlug vor, eine Sache nach der anderen zu machen. Als er Tommy zum Ringelreigen-Tanzen heranzog, einen Ball fing und ein Buch vorlas, lies sich Tommy mitziehen, konnte jedoch der Führung seines Vaters nicht folgen, der bemüht war, immer neue Themen vorzuschlagen. Sobald er konnte, spazierte er fort und blendete seinen Vater aus. Er benutzte keine Wörter, nur Geräusche der Frustration. Schließlich deutete er auf die Tasche der Mutter, und, als sie zustimmte, nahm er ein Keks heraus. Während er aß, zeigte er guten Kontakt mit seinem Vater und gab diesem sogar ein Keks, als dieser darum bat. Er entspannte sich sogar, schenkte seinem Vater ein paar aufmunternde Gesten und lächelte diesen ein paar Mal liebevoll an. Im allgemeinen war Tommys Stil der, ein bißchen mitzumachen, aufzuhören, planlos herumzuwandern, um dann wieder ein bißchen mitzumachen.

Die Schwangerschaft und Geburt Tommys waren komplikationslos verlaufen. Er war die ersten zwei Monate seines Lebens sehr aufmerksam gewesen, war zehn bis zwölf Stunden am Tag wach und ein sehr unkompliziertes Baby. Er liebte es, um sich zu sehen, genoß Musik und liebte rauhes rasches Bewegen. Er mochte auch alle möglichen Arten von Berührung. Er war immer ein guter Schläfer und Esser gewesen und schien neugieriger und verbundener als die meisten Babys zu sein, folgte der Stimme und dem Gesicht seiner Mutter und antwortete auf ihre Gesten. Er liebte es, Versteckspiele zu machen, und, sobald er fähig war zu krabbeln, stürmte er ins Zimmer, um mit seinem Vater Fußball zu spielen. Mit einem Jahr schien er ein sensibler, kluger, verbaler und aufmerksamer kleiner Bub zu sein, der sehr stimulationsfreudig für neue Erfahrungen und neue Leute war. Der Vater entdeckte, daß Tommys Temperament seinem eigenen sehr ähnlich war und daß er selbst eine Geschichte von Ängsten und Vermeiden gehabt hatte, die behandelt hatte werden müssen. Die Mutter hatte keine psychiatrische Anamnese und auch sonst niemand in der Familie der Eltern. Die Mutter nahm ihre Teilzeitarbeit wieder auf, als Tommy acht Monate alt war, und beendete diese, als er 14 Monate alt war, weil sie wieder schwanger war. Tommy hatte eine ständige Pflegeperson und hatte seine Großmutter sehr gut kennengelernt.

Als Kleinkind liebte es Tommy, Bilder anzusehen. Er war der „schüchterne Beobachtertyp" in seinen Beziehungen mit anderen Kindern, taute aber langsam auf und gab sich dann gerne mit ihnen ab. Mit 21 Monaten kannte er viele Wörter und konnte interaktive Spiele spielen. Ungefähr um diese Zeit hatte er eine Reihe von Ohrinfektionen, die bewirkten, daß er einige Antibiotikakuren hintereinander einnehmen mußte. Er wurde danach immer unruhiger und ängstlicher mit immer wieder folgenden Alpträumen und Ängsten vor Fremden, neuen Kindern und sogar Clowns. Als er 24 Monate alt war, kam seine Schwester auf die Welt, und er schrie sehr eifersüchtig, wenn sie gehalten wurde. Er schrie sehr, wenn er sie sah und versuchte, sie zu schubsen oder zu schlagen. Tommy verlor langsam seine Sprache und zog sich mehr zurück. Er verlor sein Interesse an Spielzeug und Büchern und verbrachte immer mehr Zeit in einem hyperkinetischen fernen

Starrzustand. Eine Reihe von physikalischen, neurologischen und metabolischen Tests wurde unternommen, aber alle führten zu negativen Resultaten. Tommy behielt ein Verständnis für Anweisungen und Gesten des täglichen Alltags, die meiste Zeit aber lief er vor und zurück, hüpfte, klatschte und rang seine Hände ohne jegliche Absicht.

Diskussion:

Die Ursache von Tommys eindeutigem Abbau seines bereits erreichten Entwicklungsstandes ist nicht klar zu definieren. Man kann jedoch drei unterschiedliche Hypothesen postulieren: 1. Eine milde bis mittelschwere konstitutionell-reifungsbedingte Vulnerabilität. 2. Den psychologischen Streß zur Zeit der Geburt seiner Schwester. 3. Eine unspezifische Schädigung, die mit den wiederkehrenden Mittelohrentzündungen und vielleicht auch der fortlaufenden Einnahme von Antibiotika in Zusammenhang steht. Die Natur von Tommys Symptomen unter Berücksichtigung seiner vormalig guten Entwicklung wirft mehr Fragen als Antworten auf (was auch nicht so selten ist). Es gibt jedoch noch immer einige prognostisch günstige Faktoren in der Situation, nämlich die der Affektion Tommys gegenüber seinen Eltern und seine Fähigkeit, wenn er stark motiviert wird, Dinge auf der Entwicklungsstufe eines 14 bis 16 Monate alten Kleinkindes organisieren zu können. Momentan jedoch zeigt er Involvierung in mehrere Bereiche der Entwicklung mit signifikanten Beeinträchtigungen beim Verarbeiten von sensorischen Eindrücken oder dem Aufrechterhalten von Kommunikation und zwischenmenschlichem Kontakt.

Intervention:

Tommy würde von einem sehr intensiven Interventionsprogramm profitieren, das die vielschichtigen Aspekte seiner tiefgreifenden und komplexen Störung behandelt. Diese Aspekte müßten die sensorischen Verarbeitungsschwierigkeiten, Bezugnehmen, Kontakthalten und Kommunizieren und Lernen (mit Bezug auf Sprache und Wahrnehmung) umfassen. Um Unterstützung für eine bessere sensorische Integration zu erhalten, muß Tommy dreimal die Woche Beschäftigungstherapie mit sensorischem Integrationsschwerpunkt bekommen. Zusätzlich sollten die Eltern in ein Heimprogramm instruiert werden, das fortlaufende Unterstützung zum Einbezug Tommys in starke Bewegungsreize und andere Regulationsaktivitäten bietet (z.B.: Schwingen, Hüpfen auf Trampolin oder Matratze, oftmaliges Bürsten etc.). Er sollte ebenso dreimal wöchentlich Sprachtherapie bekommen, und seine Reaktion auf Geräusche sollte audiologisch untersucht werden. Es sollte ebenfalls ein intensives Programm zur Steigerung von Tommys Beziehungsaufnahmefähigkeit gemacht werden, wobei die Intervention sich an Tommys absichtlichen Handlungen orientieren muß, indem man durch „Dummstellen" und absichtlicher Ausführung dessen, was er will, und dem Arbeiten am Herstellen und Beenden von Kommunikationssituationen vorgeht.

Diese Bemühungen müssen sehr intensiv sein, da Tommy außer der Befriedigung der primärsten Bedürfnisse, wie z.B. der Essensbeschaffung, derzeit keine Lernerfahrungen für sich selbst organisiert. Es ist wichtig, daß Tommy keine „down time" hat wie z. B. Zeit, in der er passiv Videos ansieht oder nicht mit anderen interagiert oder an zweckmäßiger Aktivität teilnimmt. Wenn Tommy auf diese initialen Bemühungen reagiert, wird es Möglichkeiten geben, die Tür zu symbolischerm Lernen durch Wörter und Vorgabespiel zu öffnen, wenn er kontaktfähiger wird. Abhängig vom Erfolg der oben beschriebenen Zugänge, sollte eine weitere Beurteilung in Betracht gezogen werden. Wenn der Fortschritt dramatisch ist, sollte gleichzeitig mit dem oben beschriebenen Programm ein strukturierteres, intensiveres 1:1-Lernprogramm in Betracht gezogen werden, welches verstärkende Verhaltenstechniken beinhalten sollte, die Tommy helfen sollen, Anweisungen zu folgen, Handlungen zu imitieren, kognitive Aufgaben auszuführen, Sprache zu verwenden etc. Dieser Teil der Intervention könnte zu Hause oder in einem speziellen Rehabilitationsprogramm durchgeführt werden. Das Rehabilitationsprogramm sollte ebenfalls Kontakt mit gesunden und kommunikativen Kindern beinhalten, sodaß Tommy unter der Aufsicht eines Lehrers oder Assistenten vom anderen lernen kann.

Diagnostischer Eindruck:

Achse I: Tiefgreifende multisystemische Entwicklungsstörung.
Achse II: Keine Beziehungsklassifikation.
Achse III: Zu diesem Zeitpunkt keine.
Achse IV: Psychosoziale Belastung: mittelschwer.
Achse V: Funktionell-emotionales Entwicklungsniveau – hat eine altersgemäße, bereits erreichte Stufe nicht erreicht und hat vorangegangene Stufen verloren.

Fall 17: Marvelle

Fallbeschreibung:

Marvelle ist 18 Monate alt, Mischling und die Tochter der 22jährigen Janice und Herrn R's (Alter unbekannt). Janice ist arbeitslos, lebt von einer Notstandsunterstützung und ist intellektuell grenzbegabt. Sie hat eine Sonderschule besucht und die weiterführende Schule nicht abgeschlossen. Janice hat eine Geschichte emotionaler Schwierigkeiten mit verbaler Explosivität und körperlicher Aggression anderen gegenüber, hat auch sexuell unangebrachtes Verhalten (z. B. Masturbation in Anwesenheit ihrer Pflegemutter) und war selbstmordgefährdet. Sie war als Kind und Heranwachsende bei mehreren Pflegeeltern und war zwei Jahre im Heim, anschließend wurde sie in eine Psychiatrie eingewiesen, wo eine beginnende Persönlichkeitsstörung und eine Dysthymie festgestellt wurde.

Janice wurde zur Begutachtung vom Gericht wegen der elterlichen Eignung und zu einer Untersuchung Marvelles überwiesen. Die Überweisung folgte nach einem Unfall, bei dem Marvelle zweit- und fast drittgradige Verbrennungen an den Füßen erlitt, während sie für ungefähr zwei Monate in der Obhut einer Bekannten von Janice, einer Frau C., gewesen war, da in Janices Wohnhaus keine Kinder erlaubt waren.

Während der Untersuchung sprach Janice oft zu Marvelle, aber sie hatte eine Tendenz, sich zu wiederholen. Janice tendierte zu einem wütenden und feindlichen Ton in der Stimme und zeigte wenig positiven Affekt, außer beim Spielen mit ihrer Tochter. Bei strukturierten Aufgaben zeigte sie keinen Enthusiasmus und drückte wenig Genuß oder Freude über das Zusammensein mit ihrer Tochter aus. Janice war abrupt in ihrer Behandlung von Marvelle, war zeitweise sehr aufdringlich und kitzelte sie sehr oft. Am Ende des Interviews kam es doch zu ein wenig Herzlichkeit.

Janices Augenkontakt war eindeutig auf die Momente begrenzt, in denen sie Marvelle zurechtwies oder Anweisungen gab. Es konnte kein Respekt festgestellt werden. Weiters war es für Janice besonders schwierig, die Rolle der erwachsenen Pflegeperson in einer Weise einzunehmen, die Marvelles entwicklungsmäßigen Ansprüchen und den Aufgaben entsprach. Sie war eingeschränkt in ihrer Fähigkeit, Marvelle zu lehren, klare Erwartungen über das, was sie von Marvelle wollte, zu vermitteln und ihre eigene Aufmerksamkeit zu konzentrieren. Zusätzlich zeigte Janice eine Tendenz, sich über Marvelles negative Verhaltensweisen zu ärgern, sich aber wenig konsequent in der Reaktion auf positives und altersangemessenes Verhalten ihrer Tochter zu verhalten. Außerdem zeigte sie Schwierigkeiten in der Reaktion auf die Gefühlszustände Marvelles und im Reflektieren derer. Im Gegensatz dazu drückte Marvelle während der Untersuchung viel positiven Affekt aus, war fröhlich in der Anwesenheit ihrer Mutter und fand Spaß an ihren eigenen Leistungen. Sie zeigte die Fähigkeit, sich auf Aktivitäten gut zu konzentrieren und auch in Zuständen der Frustration nicht aufzugeben. Gleichzeitig jedoch warf sie auch Aufgabenmaterialien nach ihrer Mutter, wenn diese ihre Bemühungen nicht anerkennen konnte oder wollte. Man stellte auch fest, daß sie eine Reihe von ausweichenden Verhaltensweisen zeigte, wie z.B. vor Janice wegzulaufen, die Anordnungen zu ignorieren und nur flüchtigen Augenkontakt herzustellen. Zusätzlich zeigte Marvelle, besonders bei den strukturierten Aufgaben, ziemlich viel Widerwilligkeit. Mit den Aufgabenmaterialien spielte sie auf ihre eigene Art, verließ den Tisch, an den sie und Janice gesetzt wurden, und weigerte sich, mit ihrer Mutter zu spielen. Des weiteren tendierte Marvelle dazu, die Grenzen ihrer Mutter zu testen, indem sie wartete, bis sich ihre Mutter mit drohender Gebärde an sie wandte, bevor sie nachgab. Als Mutter-Kind-Paar fehlte jegliche gemeinsame Aufmerksamkeit und gemeinsames Engagement. Sie zeigten wenig Dialog oder abwechselndes Interagieren, waren schlecht im Timing und Rhythmisieren von Spielen, die in Harmonie miteinander vor sich gehen sollten. Es gab auch eine signifikante Diskrepanz zwischen Janices und Marvelles Kontakt- und Aktivitätsstufen und ihrer emotionalen Zustände. Sie schienen in ein eckiges Kommunikationsmuster fixiert, das für beide nicht befriedigend war. Trotzdem sagte Janice, daß sie gern mit Marvelle zusammen sei, wenn ihr Marvelle zuhörte und wenn sie miteinander spielten. Sie sei aber sehr frustriert, wenn Marvelle mißlaunig sei und wenn es ihr nicht gelingt herauszufinden, was Marvelle will, braucht und fühlt. Marvelle erinnert Janice sowohl äußerlich als auch vom Temperament her an sich selbst. Janice meint, daß Marvelle ganz wie sie selbst zornig wird und herumjammert.

Momentan gibt es wenig soziale Unterstützung für Janice und Marvelle. Janice lebt nicht mehr im selben Wohnhaus wie Frau C. Janices einzige andere Unterstützung ist ihr Freund. Ihre Beziehung zu diesem war jedoch bis jetzt sehr konfliktgeladen, was Janices allgemeinen Streßzustand wahrscheinlich noch erhöhte.

Diskussion:

Mit drei Jahren ist Marvelle ein Kind mit einer ganzen Reihe besonderer Bedürfnisse. Es scheint, daß ihre Sprech- und Sprachrückständigkeit weiter anhält und ihr sozialer und emotionaler Status Sorgen machen muß. Sie tendiert dazu, andere als gleichzeitig umsorgend und aggressiv zu erleben, weil sie dieses Muster von ihrer Mutter kennt. Marvelle ist ambivalent in ihren Interaktionen mit Janice, wobei sie gleichzeitig vereinnahmen als auch Distanz bewahren möchte. Das Kind versucht Janice aus ihrer eigenen Welt und ihrem emotionalen Streß herauszuholen, hat aber Schwierigkeiten, die Intensität der Bedürfnisse und mißbrauchenden Aufdringlichkeiten zu tolerieren. Die beunruhigende Abhängigkeit Marvelles führt sie in die willkürliche Suche nach anderen, die beschützend auf sie reagieren könnten. Die Beziehung zur Mutter beinhaltet sowohl verbalen als auch körperlichen Mißbrauch; es fehlen ihr Vorhersehbarkeit und Grenzen. In einer primären Diagnose ist festzustellen, daß Marvelle nicht die spezifischen Symptome eines Kindes, das gerade ein Trauma erfahren hat, aufweist, was vielleicht deshalb der Fall ist, da ihr ganzes Leben „traumatisch" im Sinne eines ständigen körperlichen und verbalen Mißbrauchs war. Während sie zwar durch die Verbrennung keine zusätzlichen Symptome entwickelt zu haben scheint, so haben ständige Vernachlässigung, der Mißbrauch und die verzerrten Pflegemuster zu Kontaktvermeidung, sozialer Willkür und zornigen, trotzigen Verhaltensweisen geführt. Diese sind konsistent mit der Klassifikationsgruppe der verwahrlosten Bindungsstörung in der frühen Kindheit.

Intervention:

Zieht man die erheblichen Risikofaktoren der momentanen Situation in Betracht, so muß die Intervention umfassend als auch flexibel sein, mit einem Schwerpunkt auf weiterlaufenden therapeutischen Beziehungen für Elternteil und Kind eines Teams, welches die Interventionsbemühungen aufrechterhält. Das Behandlungsprogramm müßte Elemente im eigenen Haushalt und im Behandlungszentrum umfassen und Kontaktaufnahme, Transport, Erziehungs- und Arbeitsansporn, therapeutische Gruppen und individuelle Eltern/Kind-Psychotherapie beinhalten. Es wäre notwendig, Janice zu helfen, stabile Lebensvorkehrungen für sich selbst und ihre Tochter, möglicherweise in einer Gruppe oder in einem Familienheim, zu organisieren und auch andere elementare Bedürfnisse, wie Essen, Kleidung und medizinische Vorsorge, zu unterstützen. Ein therapeutisches Kinderheimprogramm, welches interaktives Spielen von Eltern mit ihren Kindern beinhaltet, half zu freudvollen Engagement und gemeinsamem Erfolg. Eine Elterngruppe sorgte für Unterstützung durch Gleichaltrige, Freundschaften, Leitung und das gemeinsame Lösen von Problemen. Abhängig von Marvelles

Reaktion auf die allgemeine therapeutische Unterstützung und die individuelle Psychotherapie, wären individuelle Sprech- und Spracharbeit angezeigt. Die Auswirkungen des schwierigen Lebens Janices und die darauf folgenden Fehlschläge müßten durch diese Beziehung, die man als langfristiges Projekt auffassen muß, aufgearbeitet werden. Das Ausmaß, in dem Janice fähig ist mitzumachen und die vielschichtigen Aspekte des Behandlungsprogramms und des Ausbildungs- und Arbeitsansporns selbst zu nutzen, wird mit dem Ausmaß, in dem eine individuelle therapeutische Entwicklung entsteht, im Zusammenhang stehen und sich auf diese Herausforderungen ermutigend auswirken. Mittlerweile wird Marvelle mit Rücksicht auf ihr Alter und den starken Leidensdruck auch eine individuelle Bezugsperson und eine konsequente Tagespflegesituation brauchen. Dadurch könnte sie lernen, auf Beziehungen zu vertrauen und ihre Bedürfnisse und Gefühle ohne Angst vor Mißbrauch zu kommunizieren. Der individuelle Therapeut müßte auch in der Zeit der Rehabilitation mit Mutter und Kind arbeiten.

Diagnostischer Eindruck:

Achse I: Reaktive Bindungsstörung, Vernachlässigung.
Achse II: Mißbrauchende Beziehungsstörung – verbal und körperlich.
Achse III: Expressive und rezeptive Sprachentwicklungsverzögerung (DSM-IV 315.31).
Achse 4:   Psychosoziale Belastung: massiv.
Achse 5:   Funktionell-emotionales Entwicklungsniveau – auf der erwarteten Stufe mit Einschränkungen.

Index zu den Achse-I-Diagnosen der Fälle

1. Posttraumatische Streßstörung (Sally) 86
2. Angststörung (Richard) 87
3. Regulationsstörung Typ III (Ben) 90
4. Eßverhaltensstörung (Robert) 93
5. Keine Diagnose (Alex) 96
6. Regulationsstörung Typ IV (Miguel) 100
7. Anpassungsstörung (Sarah) 102
8. Multisystemische Entwicklungsstörung (Max) 104
9. Affektstörung-Depression (Jimmy) 106
10. Regulationsstörung Typ II (Mark) 108
11. Posttraumatische Streßstörung (Jasmin) 110
12. Regulationsstörung Typ I (Julie) 112
13. Geschlechtsidentitätsstörung (Collin) 114
14. Regulationsstörung Typ I (Steve) 118
15. Affektstörung – Gemischte Störung des emotionalen Ausdrucks (Suzy) 121
16. Multisystemische Entwicklungsstörung (Tommy) 124
17. Reaktive Bindungsstörung/Vernachlässigung (Marvelle) 127

SpringerPädiatrie

Klaus Schmeck, Fritz Poustka,
Heinz Katschnig (Hrsg.)

Qualitätssicherung und
Lebensqualität in der
Kinder- und Jugendpsychiatrie

1998. XII, 211 Seiten. 30 Abbildungen.
Broschiert DM 69,–, öS 485,–
ISBN 3-211-83194-0

Die hier vorliegende Basisdokumentation bietet Lösungsansätze, wie bei psychischen Störungen im Entwicklungsalter am effektivsten geholfen werden kann, und welche Voraussetzungen notwendig sind, um die Helfer dafür optimal zu rüsten.

Auszug aus dem Inhalt:
- Therapieleitlinien und tatsächlich durchgeführte Behandlungen in der Kinder- und Jugendpsychiatrie
- Erste Erfahrungen mit einem pädiatrischen Qualitätszirkel zur psychosomatischen Grundversorgung
- Entwicklung von Leitlinien für die Diagnostik und Therapie psychischer Störungen bei Kindern und Jugendlichen am Beispiel der hyperkinetischen Störung
- Differentialdiagnostische und differentialtherapeutische Entscheidungsbäume am Beispiel von Leitlinien für die Diagnostik und Behandlung von Störungen des Sozialverhaltens
- Lebensqualität in der Kinder- und Jugendpsychiatrie

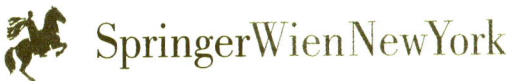

SpringerWienNewYork

Sachsenplatz 4-6, P.O.Box 89, A-1201 Wien, Fax +43-1-330 24 26 e-mail: order@springer.at, Internet: http://www.springer.at
New York, NY 10010, 175 Fifth Avenue • D-14197 Berlin, Heidelberger Platz 3 • Tokyo 113, 3-13, Hongo 3-chome, Bunkyo-ku

*Springer-Verlag
und Umwelt*

Als internationaler wissenschaftlicher Verlag sind wir uns unserer besonderen Verpflichtung der Umwelt gegenüber bewußt und beziehen umweltorientierte Grundsätze in Unternehmensentscheidungen mit ein.

Von unseren Geschäftspartnern (Druckereien, Papierfabriken, Verpackungsherstellern usw.) verlangen wir, daß sie sowohl beim Herstellungsprozeß selbst als auch beim Einsatz der zur Verwendung kommenden Materialien ökologische Gesichtspunkte berücksichtigen.

Das für dieses Buch verwendete Papier ist aus chlorfrei hergestelltem Zellstoff gefertigt und im pH-Wert neutral.

MIX
Papier aus verantwortungsvollen Quellen
Paper from responsible sources
FSC® C105338

If you have any concerns about our products,
you can contact us on
ProductSafety@springernature.com

In case Publisher is established outside the EU,
the EU authorized representative is:
Springer Nature Customer Service Center GmbH
Europaplatz 3, 69115 Heidelberg, Germany

Printed by Libri Plureos GmbH
in Hamburg, Germany